不藏私

凍齡總裁羅麗芬的

四維排毒
養生法

美容事業橫跨兩岸、人稱凍齡美顏總裁的羅麗芬，
究竟如何凍結外貌年齡，
停止流逝的歲月在臉上留下痕跡？

通、清、調、補一次做到位，
自己決定外貌年齡！

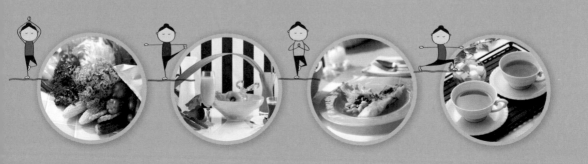

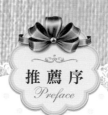

四維排毒是凍齡的最大化

　　麗芬是我相識多年的好夥伴和好朋友，她不僅是一個非常出色的企業家，更是華人女性追崇的榜樣。她一直堅持著一個理念——「健康是美麗的開始」，並真正體現了「優雅做人，漂亮做事」的處世風範，而這一切也已深深扎根愛美人士的心中。此外，麗芬更將1986年創建至今的羅麗芬國際美容集團經營得頗具規模，其名聲已成為兩岸美容界的專業品牌，是一個非常值得驕傲的成績！

　　多年來，我一直堅持吃素，宣導體內環保，而麗芬在新書中所傳達的身、心、靈環保概念，不但與我的理念不謀而合，更是現代人必須了解與實踐的課題。自古以來，青春永駐、美麗俊俏一直是全人類共同追求的目標，而人類的體質健康與否，關乎先天基因與後天保養的結果。

　　在書中，麗芬從調理先天個體基因著手，配合中國傳統醫學回歸自然，宣導「通、清、調、補」的宗旨，其四位一體的系統工程，主要是以疏通經絡、清除毒素、調和陰陽、補養氣血為主，而後才是對組成人體的最小單位——「細胞」，進行全面修復，使之得以濡養，精氣得以充盈。

　　在我看來，四維排毒的「通、清、調、補」，是1+1+1+1>4，彼此間相互影響，卻也有相互加分的效果，

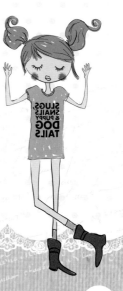

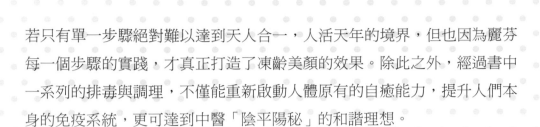

若只有單一步驟絕對難以達到天人合一，人活天年的境界，但也因為麗芬每一個步驟的實踐，才真正打造了凍齡美顏的效果。除此之外，經過書中一系列的排毒與調理，不僅能重新啟動人體原有的自癒能力，提升人們本身的免疫系統，更可達到中醫「陰平陽秘」的和諧理想。

「心靈深刻的美，才能讓女性魅力永存」，若希望不生病，除了身體上的保養，還要修心，因心穩才能身平。麗芬非但在事業上達到榮譽的顛峰，更不遺餘力地奉獻自己的愛心，在中國婦聯設立了「羅麗芬愛心扶貧基金」，長年資助貧困失學兒童與單親母親。一件件善舉，是羅麗芬總裁善良樂觀的精神體現，使其魅力永存、保持純真的心，也因為「相由心生」，讓她的容顏更增添一絲單純的美麗！

在書裡，麗芬帶領我們以排毒開道，調養經絡、陰陽與氣血以護身，享心靈祝福，得健康之道，願我們與羅麗芬總裁一起，共同享受智慧與健康並存的美好人生！

前教育部政務次長
現任南華大學校長
林聰明

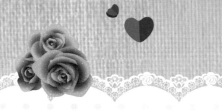

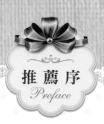

通達經絡，健康青春皆永駐

　　一直以來，人們就重視健康、長壽，而如今更渴望青春永駐，但這必須具備規律的生活、適當的運動、均衡的營養，同時還要修身養性，建立一個快樂的人生觀，才能同時保持心境與外在的活力。

　　綜觀現代進步的科技、醫藥發達的社會，雖然帶給人們舒適的生活，但卻造成環境汙染，使得生活品質日益惡化，罹患文明病及退化性疾病的年齡層亦逐年降低，因此如何維持健康、長壽，並使自己青春如昔，已成為人們首要追求的目標。

　　古人將人體各部位的生理機能視為一個有機整體，更將大自然的天地、陰陽、四時氣候、五方風土等，結合為一大整體；在平衡而協調的狀態下，各臟腑器官間分工合作，以進行正常的生理活動。

　　而擔任聯絡與調節人體系統的「經絡」，為人體內經脈與絡脈的總稱，「經」有路徑的意思，是經絡系統的主幹，大多循行於人體的深部；「絡」有網絡的意思，是經的分支，猶如網絡一般聯絡全身。「經絡」是人體氣血、津液運行的通路，能溝通和聯繫人體臟腑、孔竅、皮毛、筋肉、骨骼等器官組織，且能緊密地聯結成統一的整體，從臟腑以至體表的皮膚、肌肉、筋骨等組織器官，經絡無不縱橫貫穿其間；雖然各經絡

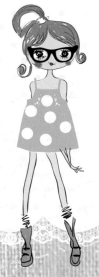

分布在人體裡，建立各有所屬的系統，但仍可互相銜接、配合，構成營衛運行。因此在整體觀念的啟示下，便產生經脈流注、經脈表裡配偶等關係。

在《靈樞·口問》提到：「夫百病之始生也，皆生於風雨寒暑，陰陽喜怒，飲食居處，大驚卒恐，則血氣分離，陰陽破散，經絡厥絕，脈道不通，陰陽相逆，衛氣稽留，經脈虛空，血氣不次，乃失其常。」說明經絡在正常狀態下，應是營衛相隨，氣血勻和，周而復始，如環無端，但若受到六淫的侵襲或七情的內傷，都會使經絡中的氣血失去常度，而發生種種不同的病證。

中醫養生的原理便是從人之整體出發，透過局部分析體內各系統之間的相互聯繫和協作，注意人體整個系統的陰陽氣血失調情況，以從中協調整體陰陽氣血及臟腑的平衡，扶正祛邪，阻斷病變在臟腑間相互傳變所造成的連鎖反應，進而透過整體的治療效應，達到消除病邪、治癒疾病的目的。

本書透過暢通經絡循行、穴位按摩及飲食調養，以促進經絡循環，提高免疫力，進而常保青春與健康，誠為坊間不可多得的養生保健書，時值本書出版之際，特為文推薦！

中國醫藥大學中醫系 講座教授
中華針灸醫學會 名譽理事長
林昭庚

美麗不藏私

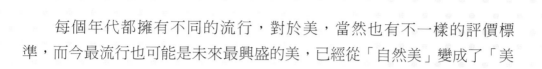

　　每個年代都擁有不同的流行，對於美，當然也有不一樣的評價標準，而今最流行也可能是未來最興盛的美，已經從「自然美」變成了「美魔女」！

　　經由媒體的報導或觀察周邊朋友的情況來看，我發現她們身分證上的年齡幾乎與外在容貌有大幅度的差異，以往只要勤加保養，便能讓自己的外表看起來比實際年齡少5~10歲。然而，隨著知識及科技的進步，現在最夯的就是50多歲看起來仍然像30出頭的「輕熟女」，甚至買半價高鐵票的老年人（超過65歲），怎麼看卻也頂多40歲，而且不論是外觀或內在健康都是一樣的年輕。這，是你我必須積極學習的重要課題！

　　閱讀了羅麗芬老師花費幾十年心血，所研究出的「四維排毒養生法」後，我發現，原來要當像羅老師這樣的「美魔女」一點都不難，老師不吝嗇地分享她多年所學，只為造福每個愛美、期望時間不要停留在容顏上的女性。

　　書中，老師羅列各項自我檢測，只要按照老師所教導的方法，從按摩、作息調整到營養補充，結合中醫五行陰陽調和的概念，並具備正確的知識和態度，便能達到身心靈皆美的終極目標。因此，如果妳想趕上「凍齡潮流」，立志當「美魔女」，這本書值得您收藏與實踐，做為青春無敵的參考祕笈！

國防醫學院講師
金嘉莉

遇見一位美麗的魔法師，羅麗芬！

有一個人的魅力是天生的，見過她一眼，便念念不忘！

沒錯！我說的就是羅麗芬！

認識她超過十年，無論是工作時的總裁，還是聊心事的好友，麗芬永遠是神采奕奕、從容優雅，我常常懷疑，是時間忘了經過她的身，還是歲月格外厚待她！

總之，她把自己、企業、生活都經營地遊刃有餘，有聲有色，如此一個靚女，常常讓我自嘆不如。

而，追求美這件事，麗芬的態度則令我既敬佩又折服。從小臉上就有一大片明顯胎記的她，備受同學嘲弄，甚至失去代表學校參加全國演講比賽的參賽資格。但，麗芬並不向人生的缺陷低頭，更不向命運屈膝，反而將臉上的胎記，化為進步的動力，以征服這個「上帝所給的記號」為一生職志，並創造了一座美容美體的事業王國，讓所有女人都能重新塑造自己。

一直覺得做美容最難的地方，是除了自己要能時時維持好的狀態，更重要的是希望身邊其他人也都能跟著一起又美又有型。當麗芬發現身邊好友因她的提醒而變得更好、更不一樣時，她會由衷地笑開懷，這種滿足是偽裝不來的。

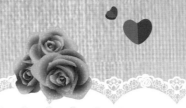
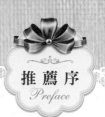

記得，有好幾次，看我臉上皮膚狀況不好時，麗芬會主動告知我該用什麼產品和療程，當我失眠或消化系統出了問題時，擁有醫療護理專業的麗芬成了我最佳的諮詢對象，有問必答，知無不言。最難得的是，她的態度始終不厭其煩，只為讓疑惑者得到最好的解答，讓愛美的人有落腳的地方。

其實，生活在台北，要吸收美容資訊絕不困難，然而，「多」有時並不等於「好」。可能會顯得繁雜，沒有方向，結果卻適得其反。

這幾年，麗芬在累積實務經驗之餘，也把心力投注於理論研究上。而關於由內而外調養身心這件事，麗芬有著既專業又獨到的心得。在眾人的殷殷期盼下，她終於把這些心得訴諸文字，編撰成書。

不同於一般美容書籍，麗芬的這本書沒有硬梆梆的教條，也沒有艱澀難懂的文字。而是透過輕鬆易讀的字句，搭配實用附圖，來佐證書中想傳達給讀者的訊息。書裡還公開了許多麗芬的「小撇步」，讓這本書更具可看性！

許多美容養生問題，不在「難度」，而在「態度」。找一本對的書探索，找一個對的人諮詢，你將發現，變美、變年輕、變成美魔女，其實，不如你想像中的困難！

然後，你也會明白，做個美麗的女人，原來是這麼幸福的一件事！

美食與兩性作家

陶禮君

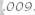

其實，你可以決定外貌年齡！

「凍齡」，將歲月停留在最美好的時刻，相信這是每一位女性的願望！

其實，隨著時間流逝，生理機能衰退與老化，這是必然的趨勢，但若期望讓歲月的痕跡變得更淡些，讓老化的時鐘走慢一些，這就是每位凍齡美女的畢生功課。

不論是保養品、化妝品、整型術，其所能改變的都只是外在容顏，只是短暫性的美麗，如果沒有內外兼備的調理，留下的只會是僵化表情，卸去妝容之後，依舊回到原點，唯有真正的落實健康美顏之法，才能讓你永遠裸妝上陣！

中醫典籍《黃帝內經・素問・脈要精微論》提到「夫精明五色者，氣之華也。」意思是說，我們內在臟腑經脈精氣都會匯聚在臉部，從臉部顏色改變、斑點、痘痘出現位置，可以得知體內氣血、臟腑、經絡等病理變化。所以，臉就像一個人健康的儀表板，哪裡亮起紅燈，就表示內在某個部位出現問題。

在現今典型的高壓社會裡，諸如工作繁忙、生活壓

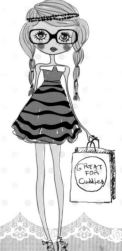

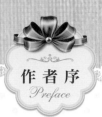

力、作息紊亂、飲食不均等，都是阻礙我們「凍齡」的殺手。隨著年紀增加，新陳代謝減緩，體內堆積了許多毒素與廢物，使得如三高、心血管疾病、肥胖、慢性疲勞症候群等疾病開始出現，表現在外的就是肌膚老化、斑點、皺紋、粗糙，頭髮早白、乾燥、斷裂、脫髮，甚至女性還會有月經方面的問題，例如痛經、月經紊亂、經前症候群，嚴重者還可能出現不孕、更年期提前到來等。

其實，凍齡不只是美顏的護理，還必須從內在徹底調養，才能使外在容顏散發自然的健康美。在書裡，我提出了「通、清、調、補」的四大養生概念，結合現代化的美顏養生觀點，成為一套最完整的凍齡美顏養生術。

凍齡，難不難？其實，只要你跟著這套凍齡美顏養生法執行，你也能加入讓人猜不透年紀的美魔女一族！

台灣羅麗芬國際美容事業集團總裁

羅麗芬

Chapter *1*
通經絡，紅潤美肌由內展現

Chapter *2*
清百毒，讓外貌與實際年齡成反比

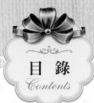

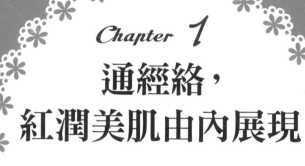

Chapter 1

通經絡，
紅潤美肌由內展現

【羅麗芬魅力女人語錄】

～千萬不要當三瓶女人～

NG！年輕時是花瓶！

NG！中年時是醋瓶！

NG！老年時是藥瓶！

你有肩頸酸痛、排便不順的困擾嗎？

你有臉色暗沉、痘痘狂冒的問題嗎？

這時，你該注意經絡是否堵塞了！！

跟著總裁通經絡，

健康、美顏同時到位！

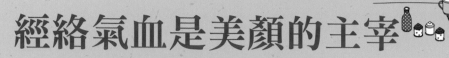

經絡氣血是美顏的主宰

Environmental protection of human body.

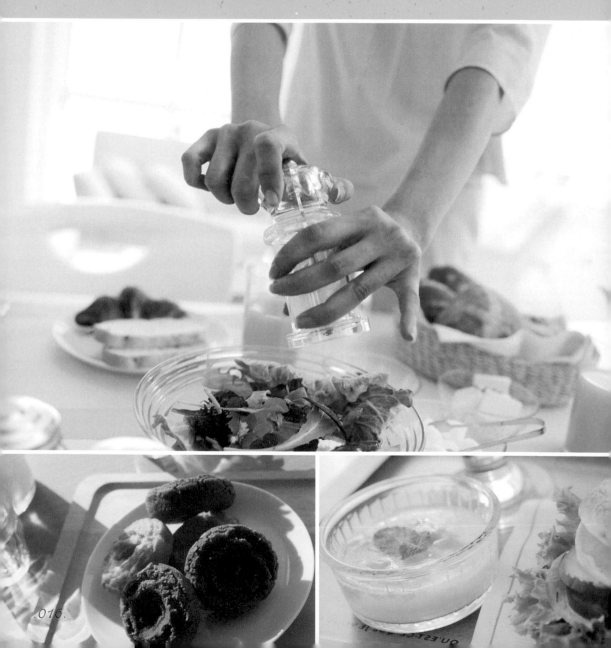

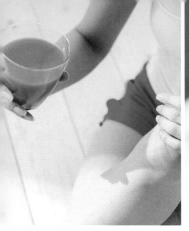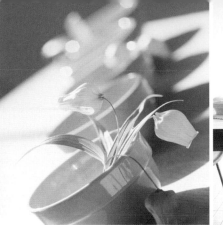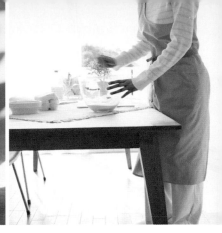

　　《黃帝內經‧靈樞‧經脈篇》有云：「經脈者，所以能決生死，處百病，調虛實，不可不通。」足以說明經絡對人體健康的重要性。而暢通無阻的經絡不僅能促進血液循環，增強細胞的再生與代謝，提高免疫機能，對於容顏的美麗、衰敗，體態的曼妙、臃腫，亦有絕對的關聯性。因此，經絡運行順暢，肌膚自然光澤明亮，身材纖纖合度；若是經絡阻塞難行，則肌膚容易暗沉多斑、浮肉橫生！

　　經絡主宰氣血循環、能量傳遞，是人體生命能源「氣」與「血」的運行通道，若能順利流動，便可將營養物質、氧氣輸送到身體各組織細胞，使其進行新陳代謝，在獲得養分的同時，順道帶走廢物。

經絡是人體的交通網絡

　　經絡的運行就像是交通網絡的分布一般，如城市間有國道、省道、縣道等主要幹道，而市區則有街路、巷弄等，形成四通八達的連結，以聯絡每家每戶。

　　同樣地，經絡也分為主幹、支幹，一直連接到最末梢的組織，可聯繫臟腑、體表，故而形成一個互聯網，相互傳遞身體任何資訊，有秩序地進行生理活動，維持體內各系統間的平衡與穩定。

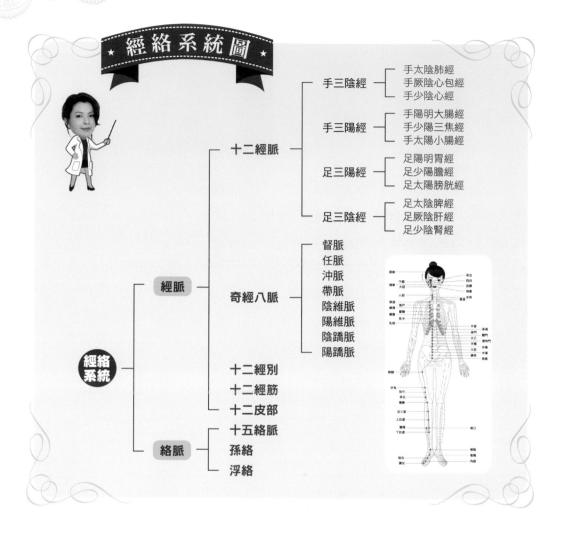

此外，「經」與「絡」各有大小不同的系統（參見上圖「經絡系統圖」），在體內形成密密麻麻的網絡，雖各司其職，卻也相互聯繫，一旦出現問題，便會產生連鎖效應，不僅經絡淤堵難行，身體也將出現病痛。

如圖所示，經絡系統包括「經脈」、「絡脈」，經脈通常是主幹，深而不見，貫通上下，溝通內外；絡脈則是經脈的分支，淺而在表，縱橫交錯，遍布全身。

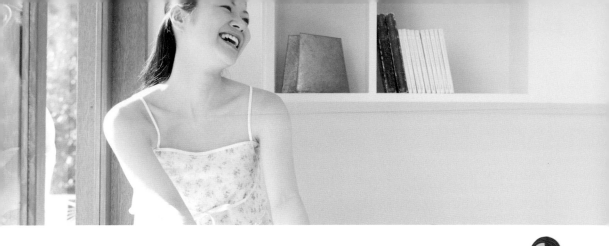

　　經脈主要有十二經脈、奇經八脈。十二經脈的循行，在體表分布於頭、身、四肢，在體內則聯繫特定的器官與組織，由名稱可知其歸屬、功能。

　　以「手太陰肺經」為例，從字面上的含意便知道這條經脈在手部，太陰則表示屬「陰經」，肺經當然就是聯繫肺臟。而我們的身體主要共有十二條經脈，手、足各六條，陰、陽經各三條，分別聯繫六臟與六腑，且陰陽、臟腑均有「**表裡**」關係。

　　奇經八脈則是奇行於別道的經脈，與十二經脈不同，這八條經脈，既不與臟腑聯繫，也沒有表裡關係，且每一條經脈都有獨特的作用，能統帥其他經脈，調節全身氣血，是身體非常重要的經脈系統。

　　每條經絡上皆有反應點，稱為穴道或穴位，通常是對稱分布在身體左右兩側。假使身體某些特定部位出現問題，或是經絡不通，則穴道位置將出現異常顏色（變黑或變紅）、有顆粒狀，甚至皮膚也可能有暗沉、缺乏彈性等情形，故藉由觀察穴位的異常表現，可進一步了解健康狀況！

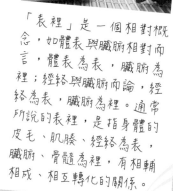

總裁解惑室

「表裡」是一個相對概念，如體表與臟腑相對而言，體表為表，臟腑為裡；經絡與臟腑而論，經絡為表，臟腑為裡。通常所說的表裡，是指身體的皮毛、肌腠、經絡為表，臟腑、骨髓為裡，有相輔相成、相互轉化的關係。

凍齡總裁檢測站

你的經絡堵塞了嗎？

請針對平日的身體狀況，勾選符合下列項目者，以了解目前經絡的淤堵情形！

- ☐ 經常覺得頸部僵硬？
- ☐ 經常覺得頭脹（尤其是後枕部一帶）？
- ☐ 經常出現頭痛、頭暈的情形？
- ☐ 經常感覺肩膀酸痛？
- ☐ 經常覺得手指麻木、痠脹？
- ☐ 經常覺得腰痠、背痛？
- ☐ 經常感覺胸悶，需要不時地大口吸氣？
- ☐ 經常覺得乳房脹痛？
- ☐ 經常感覺肋骨兩側脹痛？
- ☐ 經常感覺腳痠、麻、脹？
- ☐ 手臂、大腿外側的肌肉有僵硬情形，且手捏時感覺特別痛或完全無疼痛感？

解析

上述症狀都是經絡不通的常見表現，如果您有2項以上，說明堵塞情形已讓身體產生抗議！而這些不適若發生在身體不同部位，並有3項以上，表示全身經絡嚴重阻滯，需勤加按摩疏通、調整作息，以防身體病變！

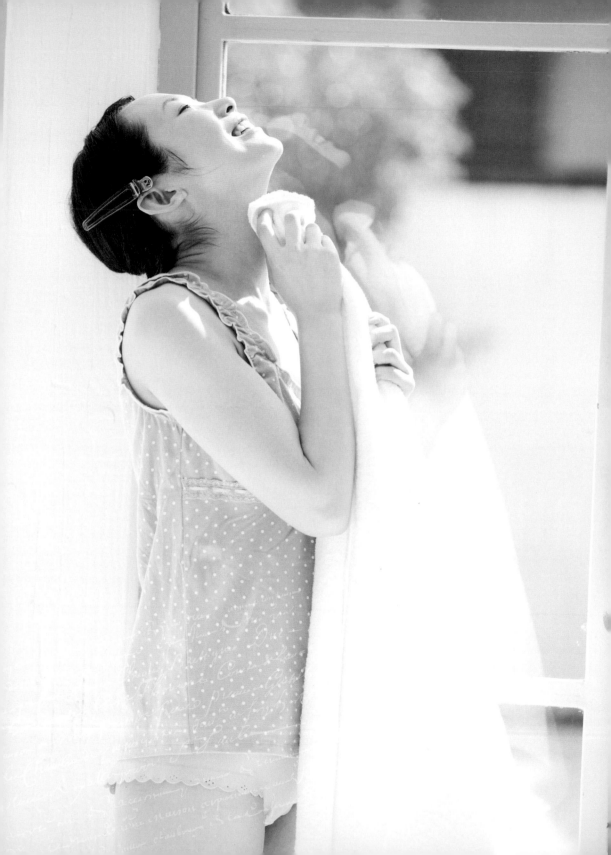

不可不知！
身體裡的排毒美容經絡

Environmental protection of human body.

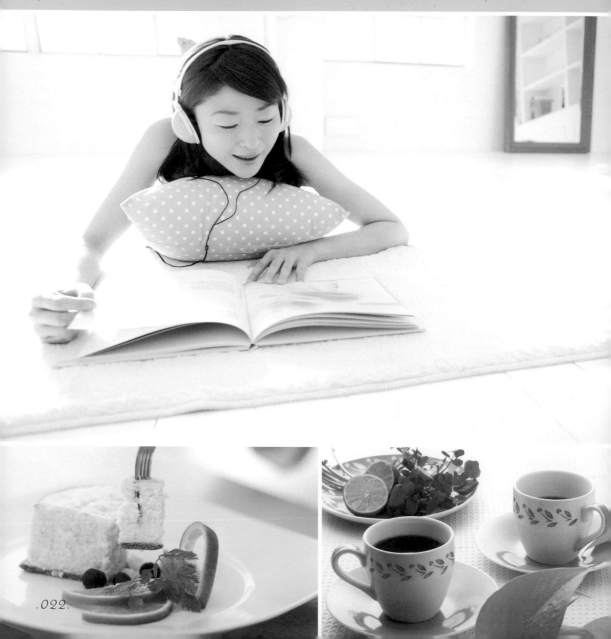

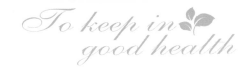
手三陰經

手臂內側有三條陰經通過，分別為「手太陰肺經」、「手少陰心經」、「手厥陰心包經」，起始位置都在胸、腹部，並沿著手臂內側向指尖處的手三陽經交會。而靠近大拇指側（橈側）是肺經，中間是心包經，接近小指側的則是心經。

經常按摩手臂內側，可調節心血管、呼吸系統的功能，還可緩解因手臂使用過度所產生的肌肉酸痛，預防腕隧道症候群、板機指等症。

手太陰肺經

手太陰肺經是十二經絡流注的起始，起於中焦（胃中脘處），循行經大腸、喉部及上肢內側，止於大拇指末端，脈氣由此與手陽明大腸經相接。

而肺主皮毛，主宣發津液、衛氣，津液具有滋潤皮膚的作用，衛氣則能溫暖肌膚與增強肌膚的抵抗力。

因此，肺經暢通與否跟皮膚的健康、美麗有絕對關聯，尤其是肺熱所引起的痤瘡、酒糟鼻、過敏性皮膚炎等，更需保持肺經的順暢。

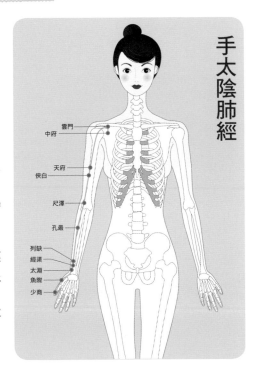

值班時間 半夜3:00~凌晨5:00

循行路線 從胸部沿著手臂內側之橈側，走至大拇指的少商穴。

起止穴位 起於中府穴，止於少商穴。

阻塞症狀 將出現抵抗力降低、容易感冒、支氣管炎、口乾、咳嗽、氣喘、容易過敏（如鼻炎、皮膚炎）、疲倦、情緒鬱悶、長吁短嘆，經常不自覺聳肩、嘆氣，怕吹風、易流汗，臉色淡白無血色等情形。

通經作用 調節呼吸系統，增強肌膚抵抗力。主治肺、心、喉嚨、乳腺疾病，以及手臂前緣的疼痛問題。

BEST 尺澤穴

位置：肘橫紋中，肱二頭肌腱橈側凹陷處。
適用：痤瘡、酒糟鼻、蕁麻疹、過敏性皮膚炎、網球肘。

BEST 列缺穴

位置：手前臂橈側，橈骨莖突上方，腕橫紋上1.5寸處即是。
適用：痤瘡、酒糟鼻、肥胖（尤其是上半身肥胖）、腕隧道症候群。

BEST 魚際穴

位置：掌心朝上，第一掌骨中點橈側，赤白肉際處即是。
適用：肺熱所引起的皮膚出油、痤瘡、酒糟鼻，以及口乾舌燥、咳嗽等。

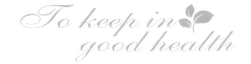

手少陰心經

由於心主血脈，故氣血是否流通將影響全身各臟腑器官的機能，以及氣色紅潤與皮膚光澤度。

此外，中醫認為「心主神」，故心與精神情緒息息相關，若經常感到心神不寧、心悸、失眠、情緒不穩，可透過按摩心經來獲得紓解。

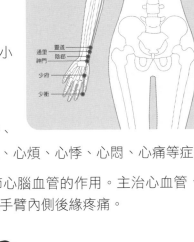

手少陰心經

值班時間 上午11:00～下午1:00

循行路線 從胸部沿著手臂內尺側走至手小指的少衝穴。

起止穴位 起於極泉穴，止於少衝穴。

阻塞症狀 主要有煩躁不安、失眠、痤瘡、皮膚油膩或乾燥、口乾、口臭、心煩、心悸、心悶、心痛等症狀。

通經作用 有清降心火、鎮靜安神，調節心腦血管的作用。主治心血管、精神疾病、心悸、失眠、歇斯底里及手臂內側後緣疼痛。

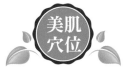

BEST 神門穴

位置：位於腕橫紋尺側端凹陷處即是。

適用：心煩、健忘、失眠、心悸、口臭、口瘡，以及便祕、食慾不振等。

BEST 少海穴

位置：屈肘，位於肘橫紋內側端與肱骨內上髁連線的中點。
適用：網球肘、心煩、心悸，以及神經衰弱、頭痛目眩、牙痛等。

BEST 極泉穴

位置：腋窩頂點，腋動脈搏動處即是。
適用：肩周炎、咽乾、煩躁、狐臭，以及肩臂疼痛、心悸、心絞痛等。

手厥陰心包經

手厥陰心包經是保護心臟的重要經絡，可代心受過，替心承受外來侵襲。其心包經起始於胸腔，淺出於心包絡，通過膈肌，經胸部、上腹和下腹，散絡上、中、下三焦。心包經與心經並行，在手指端與三焦經相接，是唯一沒有對應臟腑的兩條經絡。而心包主要在心的外圍，能協助心臟調節心血、心神，針對經常感到煩躁、情緒不穩、失眠，或容易腹脹、便祕、消化不良者，按摩心包經有改善效果。

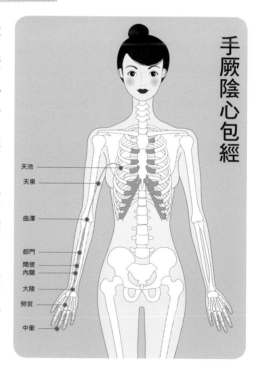

手厥陰心包經

天池
天泉
曲澤
郄門
間使
內關
大陵
勞宮
中衝

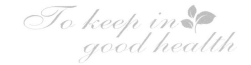

值班時間 晚上7:00～晚上9:00

循行路線 從胸部沿手臂內側中間處走至手中指的中衝穴。

起止穴位 起於天池穴，止於中衝穴。

阻塞症狀 會出現失眠、多夢、易醒難入睡，以及心煩、健忘、胸悶、口乾、神經衰弱等症。

通經作用 經常按摩，有寬胸理氣，調節心腦血管的功效。主治心血管、神經系統疾病、心絞痛、心律不整、胃痛、嘔吐、膈肌痙攣（打嗝不止）、口舌生瘡、手臂內側疼痛等症。

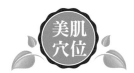

BEST 曲澤穴

位置：屈肘，肘橫紋上，肱二頭肌腱的尺側緣凹陷中即是。

適用：心痛、心悸、胃疼、嘔吐、熱病、煩躁、肘臂痛、上肢顫動、咳嗽。

BEST 內關穴

位置：腕橫紋往上約2寸（三指寬），在兩筋之間。

適用：暈車（船）、噁心想吐、胸肋痛、情緒不穩、心悸、頭痛。

BEST 勞宮穴

位置：位於手掌心。即握拳時，中指指尖處即是。

適用：頭暈目眩、心煩、失眠、情緒煩躁不安、口瘡、口臭、手皮膚龜裂。

手三陽經

手臂外側為陽經，同樣有三條經絡循行，其方向從手指端向上，運行頭面部或胸部，並在此接足三陽經。

這三條手陽經與手三陰經屬於表裡關係，就好比肺經與大腸經互為表裡。而臟腑、經絡也都有陰陽之分，一陰一陽能互相協調、互相幫助，故有時中醫會藉由調理表裡經絡的其中一條，來改善另一條經絡或臟腑的問題！

手陽明大腸經

大腸的主要生理功能是排泄，可促進食物或液體的代謝。而中醫所指的大腸，以西醫來說是指體內腸道環境，與身體毒素的排出有重要關聯。

由於肺與大腸互為表裡，而肺又主皮毛，所以大腸經絡受阻或是腸道不通的人，皮膚狀況通常也不太好。故有便祕困擾的人，皮膚會暗沉無光或經常長痤瘡、青春痘、粉刺，這是因為腸道毒素沒有排出而反映在皮膚上的結果。

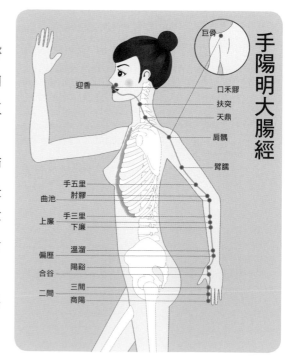

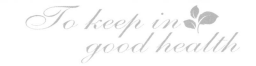
此外，大腸經因從手指端向上，會走到臉部，故臉部問題，可從調理大腸經著手。

值班時間 上午5:00~上午7:00

循行路線 從手指食指端，沿手臂外橈側走至頭面鼻外側的迎香穴。

起止穴位 起於商陽穴，止於迎香穴。

阻塞症狀 會出現牙痛、頭痛、口乾、皮膚過敏、腸胃功能減弱、肩周疼痛、咽喉腫痛等問題。

通經作用 可調節呼吸系統、消化系統功能，以及排泄糟粕。主治腸道問題，如便祕、腹瀉；頭面部五官問題，如頭痛、三叉神經痛、顏面神經失調、牙痛、鼻塞；皮膚問題，如黃褐斑、痤瘡、酒糟鼻，以及頸肩臂痛等症。

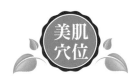
美肌穴位

BEST 合谷穴

位置：手背第一、二掌骨之間，於第二掌骨橈側中點處即是。

適用：反射性頭痛、痛經、視力模糊，以及臉部美容、黃褐斑、痤瘡、酒糟鼻、皮膚過敏、蕁麻疹等症。

BEST 手三里穴

位置：陽谿穴與曲池穴連線上，肘橫紋下2寸處即是。

適用：腰痛、上肢麻痺、腸炎、消化不良、牙痛、口腔炎、感冒，以及嘴巴周圍痤瘡。

BEST 迎香穴

位置：鼻翼旁0.5寸，即鼻脣溝上即是。

適用：臉部美容按摩，顏面水腫、痤瘡、酒糟鼻、皮脂溢出、鼻部過敏等。

手太陽小腸經

根據中醫的臟腑表裡理論，小腸與心互為表裡，因此小腸經通常是撲滅心火的最佳管道，而心火旺盛的人會有口瘡、口臭、心煩等症狀，且心火旺也會造成血熱，容易產生皮膚、毛髮等美容問題，須經由心經來調理，或疏通小腸經來改善。

小腸經循行路徑除了在手部，還會通過臉頰，所以也是臉部美容的最佳經絡，經常按摩可改善黃褐斑、痤瘡、臉部浮腫等煩惱。

手太陽小腸經

聽宮
顴髎
天容
天窗
肩中俞
肩外俞
曲垣
秉風
臑俞
天宗
肩貞
小海
支正
養老
陽谷
腕骨
後谿
前谷
少澤

值班時間 下午1:00~下午3:00

循行路線 從手小指端沿手臂外尺側走至頭面耳前的聽宮穴。

起止穴位 起於少澤穴，止於聽宮穴。

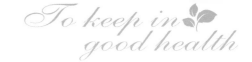

阻塞症狀 會出現小腹繞臍而痛、心口悶脹、頭頂痛、腹瀉、手腳寒涼、虛胖、肩周炎等問題。

通經作用 經常按摩，可調節消化、神經系統功能，有清降心火的作用。主治頭頸、肩膀、眼睛、耳朵等循行部位的疼痛，如消化不良、小便不利、煩躁、失眠、頭痛、神經衰弱等。

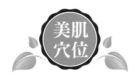

BEST 後谿穴

位置： 半握拳，掌橫紋尺側端之赤白肉際處。

適用： 落枕、頭痛、肩頸僵硬、蕁麻疹、煩躁不安、壓力大，以及肋間神經痛、咽喉腫痛、腰痛等。

BEST 聽宮穴

位置： 位於臉部耳屏前，張口時呈凹陷處取穴即是。

適用： 臉部美容按摩、牙痛、牙齦炎，以及耳鳴、中耳炎、心腹痛等。

BEST 顴髎穴

位置： 眼外角直下，顴骨下緣凹陷處即是。

適用： 臉部肌肉僵硬、臉部浮腫、黃褐斑、痤瘡，以及黑眼圈、魚尾紋等。

手少陽三焦經

手少陽三焦經又可稱為「耳脈」，其分布於人體體側，如同一扇門的門軸，起始於無名指末端的關衝穴，上行小指與無名指之間，沿手背於前臂伸側的兩骨之間，向上通過肘尖，沿上臂外側循行經過肩部，進入缺盆穴，分布於膻中。

三焦是中醫特有的概念，分為上焦（位於橫膈膜以上，包括心、肺）、中焦（位於橫膈膜以下，肚臍以上，包括脾、胃）、下焦（位於肚臍以下，包括肝腎、小腸、大腸、膀胱），但在西醫解剖系統裡，並沒有類似的功能或器官。而我們所說的五臟六腑，其第六腑就是三焦，是調動運化人體元氣的器官，負責分配全身的氣血和能量。

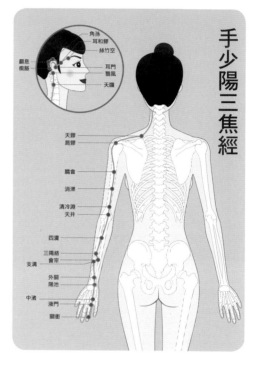

值班時間 晚上9:00~晚上11:00

循行路線 從手指無名指端沿手臂外側中部，循行至臉部眉梢的絲竹空穴。

起止穴位 起於關衝穴，止於絲竹空穴。

阻塞症狀 會出現偏頭痛、頭暈、耳鳴、手足怕冷、倦怠乏力、易怒、皮膚容易過敏、肌肉關節酸痛、食慾不振等情形。

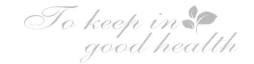

通經作用 可調節體內水液代謝。主治耳朵、眼睛、咽喉部疾病,如耳鳴、中耳炎、結膜炎、咽喉炎,以及肩臂外側疼痛等。

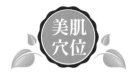

BEST 外關穴

位置: 位於腕背橫紋上2寸,尺骨、橈骨之間處即是。

適用: 偏頭痛、頭昏、手汗,以及頰痛、目赤腫痛、耳鳴、耳聾等疾患。

BEST 支溝穴

位置: 位於腕背橫紋上3寸,尺骨、橈骨之間處即是。

適用: 習慣性便祕、肥胖、皮膚油膩粗糙,以及肩臂痛、肋間神經痛等。

BEST 絲竹空穴

位置: 位於人體面部,眉梢凹陷處即是。

適用: 眼部保健美容,以及顏面神經麻痺、睫毛倒生、眼瞼跳動等症。

足三陰經

即腿部內側的三條陰經,分別為脾經、腎經、肝經,可謂是女人最需加強護理的經絡,因這三條經絡與氣血、能量有關,不僅會直接反映在我們的臉色、氣色與精神上,更將影響月經及生殖能力。

足太陰脾經

中醫認為，脾是後天之本，主氣血生化。因其攝入的所有食物，必須經過脾胃消化吸收，才能將營養物質輸送到全身，以供細胞、組織、器官使用，故脾胃是供應身體營養的主要基礎。

假使脾胃功能失調，不僅會影響皮膚光澤、肌肉彈性、口唇色澤及滋潤度，甚至還會造成體重失衡，尤其是中年以後，因脾虛所產生的體內水濕肥胖，故須留意足太陰脾經的暢通。

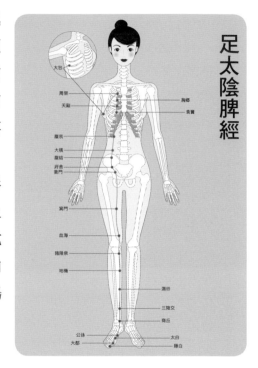

足太陰脾經

值班時間 上午9:00~上午11:00

循行路線 從足大趾端沿下肢內前側，向上至腹胸部中線旁的大包穴。

起止穴位 起於隱白穴，止於大包穴。

阻塞症狀 有失眠、神疲力乏、肌肉鬆軟、皮膚乾枯、臉色萎黃或蒼白、肥胖、白帶、月經不順等情形。

通經作用 可調節消化系統、內分泌功能。主治消化系統、泌尿系統疾病、腸炎、月經點滴不止，以及下肢內側疼痛等。

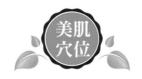

美肌穴位

BEST 三陰交穴

位置： 位於足內踝上3寸，脛骨內緣後方。

適用： 內分泌失調、月經不順、白帶、痤瘡、黃褐斑、蕁麻疹、脫髮、黑眼圈、失眠、肥胖。

BEST 陰陵泉穴

位置： 位於小腿內側，脛骨內側下方凹陷處。

適用： 腹脹、腹絞痛、腸炎痢疾、肥胖、下肢或臉部水腫、月經不調等。

BEST 血海穴

位置： 位於大腿內側，髕骨內上方2寸處即是。

適用： 痤瘡、濕疹、蕁麻疹、月經不順、頭暈、心悸、失眠。

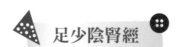

足少陰腎經

　　前文提到脾臟是後天之本，腎臟則為先天之本，尤其腎臟掌控人體的生長與衰老，故要延緩老化，必須保養腎臟。

　　腎主藏精、主骨，其華在髮，腎氣盛衰將影響頭髮的光澤、稀疏或茂密，以及髮質、髮色，而腎臟機能的好壞，也與骨骼、骨架、體型有關。腎臟主要掌管生殖功能，其循行部位經過乳房、腹部，因此女性乳房

發育以及月經週期、生殖能力，都會因腎臟機能的強弱而有所影響。

值班時間 下午5:00~傍晚7:00

循行路線 從足心的湧泉穴向上，沿下肢內後側上行至腹部、胸部中線旁。

起止穴位 起於湧泉穴，止於俞府穴。

阻塞症狀 手足怕冷、口乾舌燥、腰酸背痛、月經不調、性慾減退、前列腺肥大、足跟痛、頻尿。

通經作用 可調節泌尿、生殖系統功能。主治遺精、陽萎、失眠、耳鳴、耳聾、眩暈、腰痛，下肢內側疼痛，婦科疾病等症。

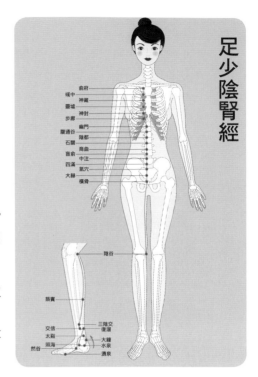

足少陰腎經

BEST 湧泉穴

位置： 位於足底前部凹陷處即是。

適用： 頭暈、頭痛、心煩、失眠、口臭、咽喉腫痛、更年期障礙等。

BEST 太谿穴

位置： 位於足內踝與跟腱之間凹陷處即是。

適用： 皮膚乾燥、黃褐斑、脫髮、臉色蒼白、腰酸背痛、失眠、多夢、白帶、月經不調、膀胱炎、遺精等症。

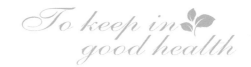

BEST 大赫穴

位置： 位於肚臍下4寸，前正中線旁0.5寸處即是。
適用： 陽萎、早洩、膀胱疾病，以及痛經、月經不調、白帶等症。

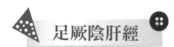

足厥陰肝經

　　肝臟有疏泄功能，可促進氣血運行，幫助脾胃消化吸收。舉例來說，我們經常聽到「肝氣鬱結」，這其實與多數疾病、情緒有關，如果肝經不能疏通，則肝氣運行不暢，以致於全身的氣會循環不良。

　　而肝因有藏血作用，將直接影響我們的臉色，以及月經順暢與否。尤其許多人都有經前症候群的困擾，如莫名低潮、易怒、乳房脹痛、疲倦等，都與肝氣不疏有關，因此希望改善經前症狀、臉色明亮、經血通暢，時常按摩肝經有調理之效。

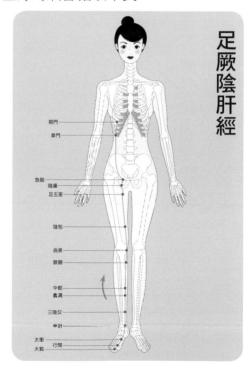

足厥陰肝經

期門
章門
急脈　陰廉
足五里
陰包
曲泉
膝關
中都　蠡溝
三陰交
中封
太衝　行間
大敦

值班時間 凌晨1:00~凌晨3:00
循行路線 從足大趾端沿下肢內中部上行至腹胸部的期門穴。
起止穴位 起於大敦穴，止於期門穴。
阻塞症狀 會出現口乾、口苦、抑鬱、胸脅

脹痛、眩暈、血壓不穩、易怒、皮膚萎黃、疲倦乏力、月經不調、乳房脹痛等情形。

通經作用 可調節肝膽系統、泌尿生殖系統、神經情緒系統功能。主治頭痛、經痛、顏面神經失調、眩暈、下肢內側疼痛等問題。

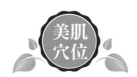

BEST 大敦穴

位置： 在人體足部，位於足大趾外側甲旁0.1寸處即是。

適用： 失眠、月經不調、血崩、血尿、遺尿、小腹疼痛等。

BEST 行間穴

位置： 位於足背第一、二趾間後赤白肉際處即是。

適用： 失眠、頭痛、急躁易怒、經痛、黃褐斑、狐臭、體內瘀血。

BEST 曲泉穴

位置： 位於膝外側，膕橫紋內側上方凹陷處即是。

適用： 月經不調、痛經、白帶、陰道炎、遺精、陽萎、疝氣、小便不利等。

足三陽經

即足部的三條陽經，與陰經相接在足趾，從頭面部開始，循行路線在腿的外側；唯足太陽膀胱經是從頭循背部、足後側，一直到足趾為止。

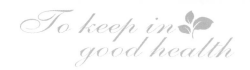

足陽明胃經

胃的生理功能主要是承載及消化食物，在中醫經絡觀點裡，胃是六腑之首，對於膽汁的疏泄、大腸傳送糟粕有重要作用。

胃經對脾胃也有良好的雙向調節功能，由於胃經與脾經互為表裡，透過調理胃經，可改善脾胃虛弱、消化不良等情形。此外，胃經循行臉頰及乳房，是臉部及胸部美容的重要經絡，尤其希望豐胸、乳房堅挺者，胃經是最主要的按摩經絡。

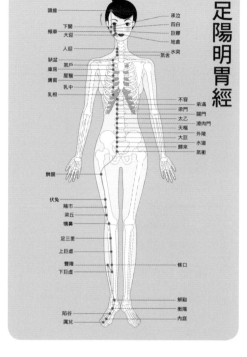

值班時間 上午7:00~上午9:00

循行路線 從臉部下眼瞼的承泣穴向下，行經胸部、腹部中線旁，沿下肢外側前方行至足二趾的厲兌穴。

起止穴位 起於承泣穴，止於厲兌穴。

阻塞症狀 會出現喉嚨痛、胃痛、消化不良、便祕、倦怠、膝關節酸痛、口乾舌燥、怕熱等情形。

通經作用 可調節胃腸功能。主治腸胃道、頭臉部、五官及循行部位等病症，如腸胃炎、消化不良、頭痛、牙痛、咽喉炎、下肢疼痛與麻木等。

BEST 承泣穴

位置：位於瞳孔直下，眼球與眼眶下緣之間處即是。

適用：臉部美容、顏面神經麻痺、黑眼圈、眼袋、眼周細紋。

BEST 天樞穴

位置：在人體腹部，位於肚臍旁2寸處即是。

適用：單純性肥胖、腹部肥胖、消化不良、便祕、月經不順、痛經。

BEST 足三里穴

位置：位於小腿外側，犢鼻穴下3寸，脛骨前緣一橫指處即是。

適用：痤瘡、皮膚過油或乾、黃褐斑、皺紋、脫髮、便祕、腹脹、脾胃功能
失調所造成的肥胖等。

足太陽膀胱經

　　膀胱經可說是人體最長、穴位最多的一條經絡，共67個穴位，尤其
背部的背俞穴與體內五臟六腑相對應，故疏通這些體表經絡，可直接調理
內臟問題，是治本穴位。所以，許多美容機構的身體療程一定會先從背部
經絡開始舒緩，而脊柱兩側的某些特定穴位所出現之異常膚色或結節，是
推斷體內病變部位的徵兆。

膀胱經為人體主要排毒通路，無時無刻都在代謝毒素，而其他經絡雖會分局部進行，但最後都會歸到膀胱經，所以想排除毒素，首先必須暢通膀胱經！而經常敲打膀胱經，不僅能預防後背和屁股贅肉以及腿部後側肥胖，還有瘦身效果。

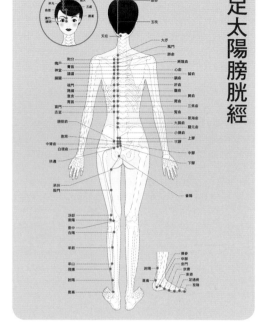

足太陽膀胱經

值班時間 下午3:00~傍晚5:00

循行路線 從內眼角上行至頭頂後下行經後背部兩側，沿下肢後側中線行至足小趾至陰穴。

起止穴位 起於睛明穴，止於至陰穴。

阻塞症狀 會出現怕冷、頸項不舒、腰背肌肉脹痛、腰膝酸軟、頻尿、尿多、前列腺肥大等情形。

通經作用 可調節神經系統、泌尿生殖系統功能。主治頭、肩頸、背部、腰部及下肢疼痛。

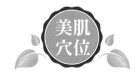

美肌穴位

BEST 攢竹穴

位置：位於面部，眉頭凹陷處即是。

適用：眼部美容保養，眼睛疲勞、眼睛紅腫、視物不清、頭痛。

BEST 天柱穴

位置：頸部後髮際正中線旁開1.3寸，斜方肌外緣凹陷處即是。

適用：頭部保健按摩、失眠、肩背疼痛、頸項僵硬、記憶力下降等。

BEST 風門穴

位置：位在背部第二胸椎棘突下旁開1.5寸處即是。

適用：皮膚搔癢、過敏、蕁麻疹、背部青春痘、癰瘡等症。

 足少陽膽經

由於膽與肝臟互為表裡，故肝膽問題常會結伴發生。而膽經也關乎到消化系統與情緒問題，且婦女月經、白帶等疾病，也與膽經不通有關。因此，維持膽經順暢，不僅能增強氣血循環；每天敲膽經還可消除大腿外側脂肪，並有改善蘿蔔腿的作用。

值班時間 晚上11:00~凌晨1:00

循行路線 從外眼角經頭側部下行，經胸部、腹部側面，沿下肢外側中線行至足部第四趾的足竅陰穴。

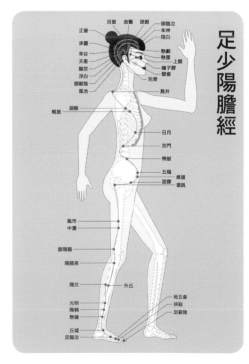

足少陽膽經

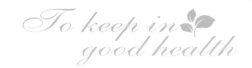
起止穴位 起於瞳子髎穴，止於足竅陰穴。

阻塞症狀 會出現口乾、口苦、偏頭痛、煩躁、易怒、易受驚嚇、容易唉聲嘆氣、便溏或便祕、皮膚萎黃、消化不良等症。

通經作用 經常按摩，可調節肝膽、情緒系統等功能。主治肝膽系統疾患，頭面五官疾病，偏頭痛、失眠、神經衰弱、脅肋脹痛、頸肩痛、下肢外側疼痛等。

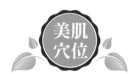

BEST 風池穴

位置： 後髮際正中線直上1寸，胸鎖乳突肌、斜方肌上端凹陷處。

適用： 頭痛、頭暈、肩頸僵硬、皮膚乾燥、搔癢、痤瘡、蕁麻疹。

BEST 帶脈穴

位置： 位於章門穴（第11肋端）直下與肚臍平處即是。

適用： 月經不調、白帶、子宮內膜炎、黃褐斑、痤瘡、肥胖。

BEST 陰陵泉穴

位置： 位於小腿外側，腓骨小頭前下方凹陷處即是。

適用： 暈眩、腹痛、食慾不振、腿痛、膝蓋疼痛、腰痛、尿失禁、遺精、陽萎、月經不調、痛經。

➕ 任督二脈

任督二脈屬於「奇經八脈」，有任、督、沖、帶、陰維、陽維、陰蹻、陽蹻等八條經脈，與上述十二經脈不同，既不屬於臟腑，也無表裡配合關係，每一條經脈都具有特殊作用，可調節、統率其他經脈，並關乎氣血的盛衰。

任督二脈皆起於胞中（下焦丹田處），同出於會陰穴，統領一身之陰與陽的調合。

任 脈

任脈循行路線位於身體前正中線，為陰脈之海，並與三陰經、陰維脈、沖脈交會，因此任脈有調節人體陰經經氣的功能，故又稱為「陰脈之海」。

循行路線 起於胞中（包含丹田、下焦、肝、膽、腎、膀胱），下出會陰，沿腹胸正中線上行至面部繞口脣，分行止於目眶下。

阻塞症狀 會出現怕熱、汗多、月經不調、陽萎、性慾減低、消化不良等情形。

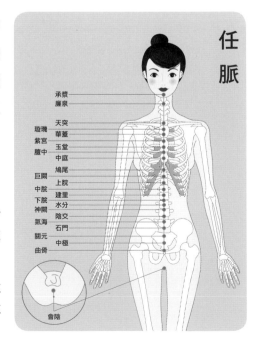

任脈

承漿
廉泉
天突
璇璣　華蓋
紫宮　玉堂
膻中
　　　中庭
巨闕　鳩尾
中脘　上脘
下脘　建里
神闕　水分
氣海　陰交
　　　石門
關元　中極
曲骨

會陰

通經作用 可調節全身陰經經氣，主要與女性妊娠有關。能治療頸咽、頭面、胸腹的局部病變，以及相應內臟器官與生殖系統等病症。

督脈

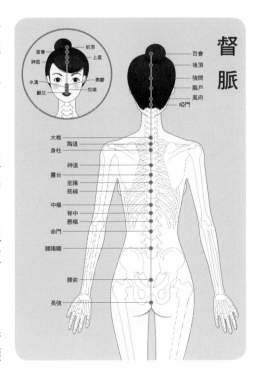

督脈循行於背後正中線，且十二經脈中的手三陽經、足三陽經，都與督脈交會，所以又稱為「陽脈之海」，具有調節與振奮陽氣的作用。

循行路線 起於胞中，下出會陰，沿腰背正中線上行至頭面部，止於上唇系帶處。

阻塞症狀 會出現怕冷、手足寒涼、疲勞乏力、頸椎痛、腰椎痛、痔瘡、便祕等不適。

通經作用 可調節全身陽經的經氣，與腦、脊髓、腎有關。主治神經情緒系統疾病，頭痛、頸項、背部、腰痛、生殖系統等病症。

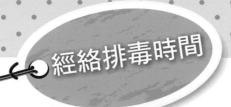 經絡排毒時間

PM11:00~AM1:00 ➡ 膽經值班

排毒臟腑：膽

—·Point 一定要熟睡！

 膽經受阻將有皮膚粗糙的問題！

　　此時是膽的排毒時間，而午夜12點至凌晨4點也是脊椎的造血時段，須進行熟睡，讓臟腑多加休息。

AM1:00~AM3:00 ➡ 肝經值班

排毒臟腑：肝

—·Point 不可熬夜！

 調理肝經是排毒養顏的重點計課！

　　此時是肝臟的排毒時間，最好能進入深度睡眠。大多數人在午夜12點至凌晨1點皆屬於淺眠期，不僅多夢、敏感，且身體不適者易在這時痛醒，故應讓肝臟休息，千萬不可熬夜！

AM3:00~AM5:00 ➡ 肺經值班

排毒臟腑：肺

—·Point 注意保暖！

 早晨敲打肺經有美顏亮肌之效！

　　此時是肺臟的排毒時間，如果平常肺部功能較差者，很容易在這時咳嗽或咳得更厲害；且凌晨3點至4點屬於休眠期，是重症病人最易發病的時刻，需特別留意保暖！

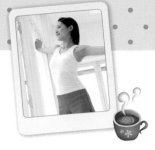

AM5:00~AM7:00 ➡ 大腸經值班

排毒臟腑：**大腸**

✂ **Point** 排便最佳時間！

多攝取能促進大腸蠕動的高纖蔬果！

　　此時輪到大腸排毒，是如廁排便的最佳時機。早上起床喝杯溫水，可幫助我們產生便意，且最好每天排便至少一次以上，以免腸道堆積宿便而出現毒素。

AM7:00~AM9:00 ➡ 胃經值班

排毒臟腑：**胃**

✂ **Point** 必須吃早餐！

均衡攝取醣類、蛋白質、維生素、礦物質！

　　此時正當胃經值班，由於是腸胃道消化吸收功能最佳的時候，故這個階段吃早餐，可補充人體營養，使一天充滿活力。

AM9:00~AM11:00 ➡ 脾經值班

排毒臟腑：**脾**

✂ **Point** 工作學習效率佳！

這時不宜食用燥熱、辛辣刺激性食物！

　　此時是脾臟的排毒時間，脾胃會將早餐所攝取的營養素送達全身，是一天裡注意力、記憶力最好的時段，非常適合工作與學習。

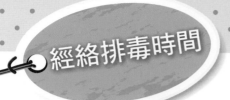經絡排毒時間

AM11:00~PM1:00 ➡ 心經值班

排毒臟腑：心

> **Point** 最好閉目休息！

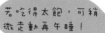若吃得太飽，可稍微走動再午睡！

此時是心臟值班時間，也是人體能量最強的時刻，因此午餐過後，最好靜坐或閉目休息一下，讓心臟得到適度休養。

PM1:00~PM3:00 ➡ 小腸經值班

排毒臟腑：小腸

> **Point** 暫時別進食！

調節小腸經可減肥瘦身、美顏除皺！

此時正當小腸經值班，是吸收午餐養分的階段。過了這個時刻，腸胃功能減弱，故有過午不食的說法。且因下午2點至3點正好為小腸經的循行時間，為一天活力的高峰期，是分析力、創造力的最佳時段，適合做一些需要創意或思考的工作。

PM3:00~PM5:00 ➡ 膀胱經值班

排毒臟腑：膀胱

> **Point** 多喝溫開水！

多補充水分，幫助膀胱代謝廢物！

此時是膀胱的排毒時間，最好能多喝溫開水，並且進行一些如快走、慢跑的運動，有助於排毒。

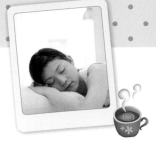

PM5:00~PM7:00 ➡ 腎經值班

排毒臟腑： 腎

吃黑色食物能加強腎經排毒！

➤ **Point** 最佳散步時間！

　　此時是腎臟的排毒時間，也是人體嗅覺、味覺最靈敏的階段。在享用完一頓色香味俱全的晚餐後，可做一些簡單家務，或是與家人一同散步，不僅能使家庭關係更緊密，還有幫助腎臟排毒的作用。

PM7:00~PM9:00 ➡ 心包經值班

排毒臟腑： 心包

也可做些甩手與踏步運動喔！

➤ **Point** 安靜閱讀與學習！

　　此時是心包經的值班時間，更是血液循環最旺盛的階段。由於血通則氣行，故這個時候適合安靜讀書與學習。

PM9:00~PM11:00 ➡ 三焦經值班

排毒臟腑： 三焦

注意睡覺時不要壓迫某一側的手臂！

➤ **Point** 準備就寢入眠！

　　此時正當三焦經值班，是淋巴解毒、排毒的時間，應安靜休息，同時也要準備入睡，讓忙碌一天的身心獲得休養。

在了解十二經絡與各臟腑的的排毒運行時間後，我們應當順從身體機制來調整飲食與生活作息，不熬夜、定時排便、不碰油炸高糖食物，都是減少毒素囤積的首要前提。

但是，適時地利用食物來保養關乎美容的臟腑，是降低外貌年齡的關鍵，以下為我每天在某個特定時段會食用的食物，不僅能幫助值班臟腑加速排毒，還可藉由食物中的營養素，來維持肌膚的水嫩健康！

 總裁的臟腑排毒美容食材

對應臟腑	時間	排毒食物
大腸	AM5:00~AM7:00	一早應先喝500c.c.溫開水，彈性搭配由梨子、洋蔥、白蘿蔔、豆腐或花椰菜製成的菜餚。
胃	AM7:00~AM9:00	可在早餐後，吃點橘子、柚子或哈密瓜幫助消化。
膀胱	PM3:00~PM5:00	應多喝開水，若肚子餓可適量吃點核桃。
腎	PM5:00~PM7:00	多吃黑色食物，如黑豆、黑米、栗子、黑芝麻等。

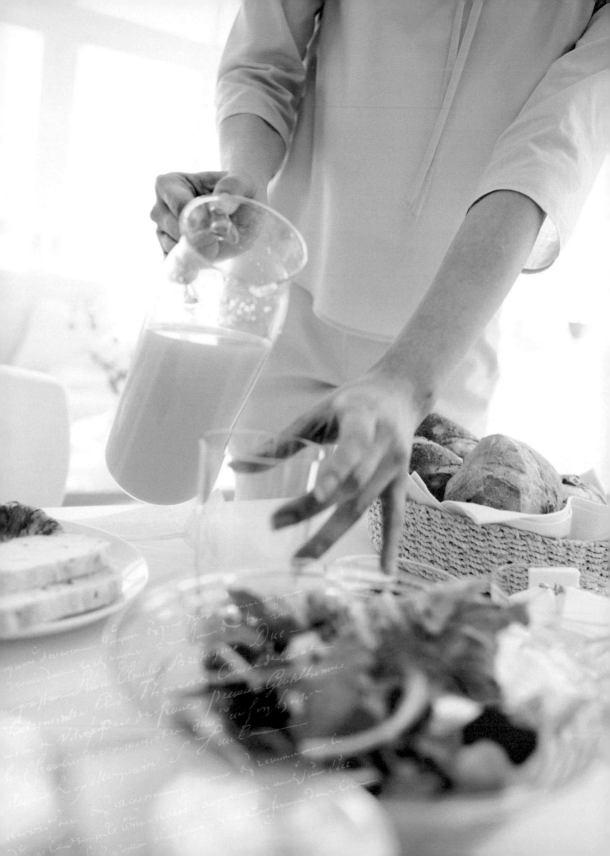

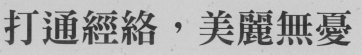

打通經絡，美麗無憂

Environmental protection of human body.

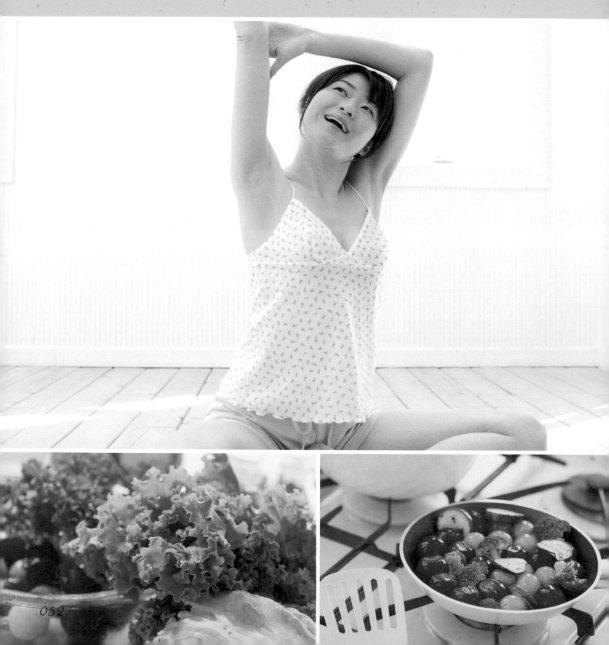

前文提及經絡就像一座城市的交通網絡，不僅是氣血運行的通道，更是傳遞身體訊息的管道。在正常情況下，全身經絡皆可暢通無阻、四通八達，但若受到外在「**邪氣**」侵襲，或是內在情緒發生波動，氣血運行便會紊亂、失調，經絡也將隨之阻滯。舉例來說，夏天吃太多冰冷的飲品，容易有胃痛、腹瀉等情形發生，這是因為腸胃經絡受到寒邪干擾，故而出現阻塞不通的症狀。

總裁解惑室

「邪氣」為中醫病理學的概念，是各種致病因素的總稱。

我們可以想像，如果在主要幹道的高速公路上發生嚴重車禍，且在無人指揮交通、疏散車流的情況下，往往會造成車陣回堵數公里之長，以致於後方來車減速不及而發生另一起車禍。

將此例子套用到人體經脈或絡脈的運行阻滯上，便容易理解。車禍就如同這些外在或內在的致病因素，一旦發生，就會堵塞而回流不動，意即氣血循行受阻使得運行變慢，甚至停下來，這時將慢慢出現「氣滯」或「血瘀」的情形。

而經絡阻塞主要有以下六大症狀：

阻塞症狀 ❶ 局部疼痛感

「疼」與「痛」雖然都與經絡不通有關，但兩者的不適情形仍有些程度上的差異。

「疼」通常發生在經絡剛受到外邪干擾，且尚未形成局部阻滯、不通的階段。其「疼感」大多是一閃而過，呈點狀散布；若經絡阻滯的情況沒有繼續加重，則疼過後通常就會恢復，並不會造成局部組織損傷。

最簡單的例子就是將冰塊敷在手臂3分鐘，當皮膚受到冷刺激時，大腦會發出「疼」的訊息，以發動更多氣血來提供能量（熱量），一旦取走冰塊，疼的反應會逐漸消失，並且不再出現局部組織的氣血阻塞。

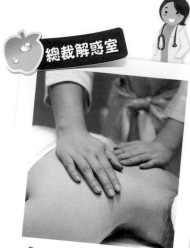

「阿是穴」為中醫上的特別穴位，它沒有固定位置，常會在體內疼痛時，於體表出現1~2個壓痛點，當按壓後，疼痛將緩解許多。

但「痛」的程度比「疼」更嚴重些，多半發生在經絡長期不順，導致局部瘀阻，進而出現痛的信號。一般痛感要按壓才會有感覺，有時還會摸到局部的團狀氣結，且「痛」的發作頻率高，分布面積較大，甚至有可能順著經絡路徑循行。

所以遇到疼痛時，最好採取點面結合的方法來疏通經絡。面積小者可用「**阿是穴**」，也就是哪裡痛就按摩哪處；而面積稍大一些，則可利用刮痧來疏通經絡。

阻塞症狀 ❷ 局部麻木感

經絡不通所引起的疼痛若尚未解決，其進一步的發展就是麻或木。事實上，我們平常所說的「麻木」，在中醫觀點裡，病因並不相同。「麻

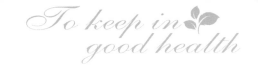

為氣虛，木為血虛」，所以如果感覺「麻」得比較厲害，則表示氣不足；如果「木」的感覺比較嚴重，則表示為血虛。

舉例來說，如果蹲或跪太久，下肢會因氣血不通暢而感覺腳麻或木；但起身後，血液向下灌注，其氣血通暢後，麻木感便會消失。

通常麻木感會出現在肢體末梢（手或腳），對於許多中高齡或有慢性疾病患者，如高血壓、心臟病、高血脂等，如果經常有手或腳麻木的情形，一定要特別注意經絡的暢通，以免發生中風或心肌梗塞。

➕ 阻塞症狀❸ 局部腫脹感

經絡雖然看不見摸不著，但不通症狀卻顯而易見——局部腫脹！

你也許有這樣的經驗，手指被門夾到，或是不小心撞到桌角，這時受傷位置便會開始腫、脹，接著出現紫黑色瘀斑，這就像經絡受到阻礙，氣血運行不暢，使得堵塞的局部組織產生瘀滯，進而腫脹。

除了局部受損造成血液瘀滯、腫脹外，氣血回流不順也會有腫的情形。例如每天到了傍晚或是長時間久坐、久站的人，小腿或腳踝會有浮腫感，甚至還會痛，這都是經絡不通的症狀。

其實，在中醫觀點裡，腫與脹有些不同，「腫」多半因血瘀所致，「脹」則多為氣滯引起，只不過氣血是相隨的，因此腫與脹通常會同時發生。這時透過按摩、刮痧、拔罐來處理，會使局部皮膚出現紅色或紫黑色

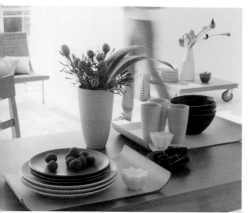

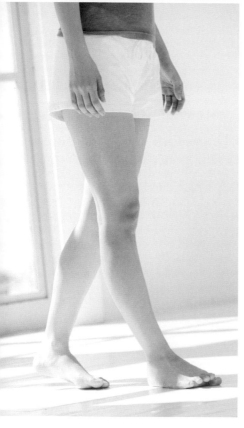

痧斑，即經絡裡的瘀血，一般3～5天便會消失。

阻塞症狀 ④ 局部發冷

經絡不通則氣血不能輸布，所以體表某些部位的溫度會較低，尤其是身體末梢，如頭部與手、腳。

由於體溫主要是靠血液輸送，若局部經絡氣血受阻，相對地，體表溫度就會偏低，像女孩子容易手腳冰涼，再加上缺乏運動，以及每個月的經血流失，冬天便容易處於氣血虛弱的狀態。

而有些人也會出現體溫不對稱的情形，例如左右兩側或是上下半身溫度不一樣；除此之外，出汗部位若不對稱，也是經絡受阻的表徵！

經絡不通還可表現在皮膚毛孔粗大、毛囊淤堵等問題，若血氣不至，則毛孔內的垃圾難以代謝，將影響毛囊生長。

所以身體某個部位若出現上述情形，可對照前文經絡圖，進行按摩、調理，以改善經絡不通的症狀。

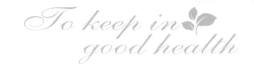

阻塞症狀❺ 局部發熱

有些人經絡不通除了出現冷的感覺，部分人也會在身體某些部位產生低熱、乾燥或異常出汗的情形，這是經絡不通導致熱氣無法透過正常渠道散發出去的緣故。

局部發熱的現象有可能是該部位的循行經絡不通，但也有可能是相表裡或母子關係的經絡出現問題。因氣血在體內運行是周而復始的，如果此路不通，它便會從鄰近的經絡尋找突破口。舉例來說，如果總覺得頭部微微發熱，不一定是該部位循行的膀胱經有問題，或許是與它相表裡的腎經氣血不足或受到阻滯，因此在調理經絡時一定要兼顧全身，才能改善不適症。

阻塞症狀❻ 局部發酸

若身體有局部發酸的情形，則代表經絡、氣血的供應變慢。這就好比我們進行完一場激烈的馬拉松之後，全身會感到酸軟無力，尤其是某些特定部位，例如大腿前側、小腿後側會較為痠痛，這是因其體內堆積乳酸，使得血液循環無法立即代謝，進而產生酸痛。

但若是某些特定部位經常無緣無故發酸，或是稍微運動就感到酸，則表示該部位的經絡不順暢，氣血供應較慢，使得組織腫脹酸痛，這時透過拍打、按摩，可改善不適。但當你在拍打經絡循行的路徑時，若某些部位特別酸脹痛，則可能是所處經絡有嚴重阻滯，應多加調理。

美魔女總裁的經絡排毒法

立即見效TOP1~針灸

在中醫裡，針灸是採用針刺或火灸人體穴位來治療疾病，透過穴位刺激來改善經絡中的氣的流向。諸如失眠、腸胃急症、經痛、肩頸痛、偏頭痛等，皆可透過針灸來抑制患者的神經與血管，藉此緩解不適。

然而，針灸雖然療效快，但也有一定程度的危險性。曾有一名患者在針灸後，導致氣胸、脊髓硬腦膜外出血，甚至一度嚴重到全身癱瘓，差點喪失性命。因此，進行針灸療法必須尋求專業醫師，以降低發生意外的危險率。

如今，拜生化科技所賜，已有不必扎針也能達到針灸效果的新療法——無影針灸。其為一種透明液體，是將洋甘菊、薄荷精油、阿里山鳳仙花、藏紅花、蜂蛋白等漢方中草藥，經奈米技術處理後製成。只需將它滴在手心，約一元硬幣大小，接著以掌心迅速緊敷患處或穴位上，皮膚便會有發熱、刺痛感，且強度會慢慢增加，直到患者忍不住熱痛感後鬆開，熱力便會消失，患處也將得到舒緩。

「無影針灸」透過藥液快速滲入皮膚，以深入到特定經絡和穴位，使小動脈和毛細血管擴張，讓局部皮膚升溫，以及時親和、包裹體內廢物，最後代謝體外，對於循環不佳、肌肉疲勞、關節不適等症狀，尤其有效。

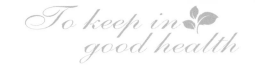
舒緩放鬆TOP1~按摩

　　按摩是經絡美容最常使用的方式，主要利用特殊手法來促進經絡循行及穴點的氣血循環，可調整臟腑機能，改善體質，促進新陳代謝。

　　按摩主要是手與肌膚的接觸，五感中也以「觸覺」最能撫慰身心，不論是自己按摩或是幫他人服務，都能透過這個過程來緩解疲勞。當然你也可以選擇到有知名度的合格美容中心讓專業美容師服務，但因每個人的按摩手法不同，故須根據自己的身體狀況、喜好來選擇。

常用手法

❶. 按法：用手掌、指尖按壓，可穩定神經，促進體內廢物代謝。若是指壓穴位還可因反射而達到調理臟腑的功效。

❷. 摩法：用手掌輕撫，以促進血液循環。

❸. 揉法：用手掌做類似擰毛巾的揉捏法，可放鬆筋肉及皮下組織。

　　除了身體按摩，臉部也可透過點壓、推揉的方式來疏通經穴，進一步達到除皺、拉提的效果！以下為我獨創的美顏山形手技，可在塗抹保養品時進行！

山形手技

❶. 先由下巴往耳下拉提臉部肌肉，以達V臉緊緻的效果，接著再從鼻翼滑到印堂，向上拉提額頭，以消除抬頭紋。

❷. 用點壓的方式，由迎香穴按至顴髎穴、聽會穴，以消除法令紋。

❸. 以點壓的方式，由睛明穴按至承泣穴、瞳子髎穴。

❹. 手指以打螺旋的方式，由迎香穴按揉至顴髎穴、聽會穴。

❺. 一手往上一手往下地按壓肩窩，以鬆開頸部的筋；並將雙手由臉頰至眼睛、髮際處進行拉提，以改善臉部下垂鬆弛的情形。

❻. 雙手輕拂額頭，平撫抬頭紋。

❼. 最後，手指由頸部往臉向上拉提，並定位肌肉位置，可預防臉部鬆弛。

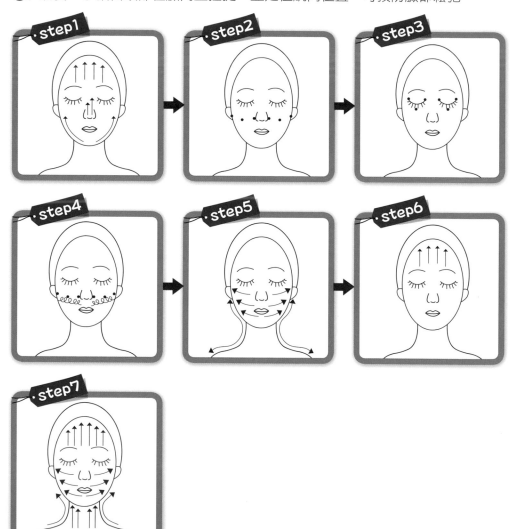

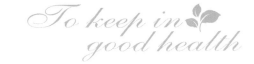

暢通氣血TOP1～穴位敷貼

　　穴位敷貼一般是指把具有療效的中藥材，製成貼片敷在穴位上，利用藥物滲透至皮下以刺激穴位，不僅能改善局部氣血運行、調節經絡，還可增強體質。

　　每年夏天，我們常會看到媒體報導「三伏貼」有調整過敏體質、增強免疫力的作用，這就是典型的穴位敷貼。其用意在於利用一年中，氣候最炎熱的夏季，再搭配此時人體最旺盛的陽氣，藉著扶助正氣，預防冬季常會發生的呼吸道疾病，如氣喘、過敏性鼻炎、慢性鼻炎、慢性支氣管炎等，以減緩症狀及發作次數，這就是中醫所謂「冬病夏治」的道理。

　　穴位敷貼除了適用在失眠、便祕、月經不順、經痛、陰道分泌物等症狀外，針對肥胖、皮膚斑點、痤瘡等美容問題，亦有療效。

　　而現今更出現了與穴位敷貼效果相當的新科技──「鈦極磁能」，以中醫「虛則補之，實則洩之」的原則，來達到養生目的。其方法是透過「點、疏、通」來暢通經絡、促進氣血循環。

　*點：運用鈦極磁能刷定點按壓穴位，來舒緩緊繃的肌肉。

　*疏：針對阻塞及痛點處，運用鈦極磁能刷來大面積地疏通。

　*通：排解阻塞痛點，順暢氣血循環。

　　由於每個人體內都有「生物電流」，所以會產生磁場，而「鈦」能幫助亞健康人群調節生物電流，平衡身心，並藉由尖端科技來加強營養滲透、協調代謝，達到精神與肌肉的放鬆。

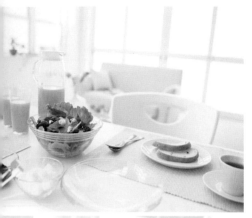

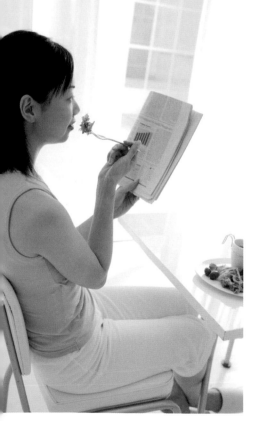

「鈦極磁能」的基礎是結合中醫理論，有洩實補虛的作用。以實症的表現來說，為生理機能亢奮、語聲高、氣粗、無汗、小便無力等症狀，即生理機能過度亢進所產生的不良症狀，可透過鈦極磁能刷搭配特殊功效的藥油及專門的按摩手法來加以改善；而虛症則是指生理機能減退，如精神萎靡、食慾不佳、消瘦、氣短乏力等，可利用鈦極磁能養生儀加上無隱掌灸來補氣，以達全身平衡。

因此，無論是傳統的穴位敷貼，抑或是鈦極磁能新科技，對內不僅能暢通經絡、氣血，調理體質，對外更有養顏美肌、改善膚質的作用。

逆齡駐顏TOP1~刮痧

刮痧法經常用於經絡美容，主要是利用邊緣圓滑的刮具或手指作為輔助，在體表特定部位做反覆刮拭，使皮膚出現潮紅、紫紅，甚至是紫黑色瘀斑，或者是點狀的紫紅色疹子，一般稱為「痧痕」或「出痧」。

刮痧可使皮下毛細管擴張，打開汗腺，透過排汗使體內的濁氣病邪排出體外，幫助

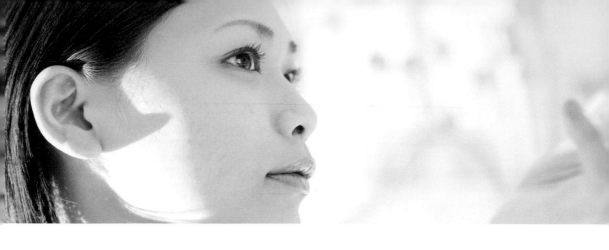

新陳代謝及氣血通暢，有排毒作用。

　　而經絡美容最常使用的刮痧部位是背俞穴，在脊柱兩側分別有膀胱經、督脈通過，其上有很多俞穴，是調理體內臟腑的最佳穴位。背部刮痧可緩解疲勞，適合工作勞累、免疫力下降、神經衰弱、失眠、食慾不振、情緒低落及注意力不集中之人。如果是經常感覺頭脹、頭痛、頭髮容易脫落、髮質乾枯無光，則可經常刮頭皮，以疏通頭部的經絡氣血。

　　其實，早在慈禧太后，便有使用玉棒滾動全臉的類似刮痧法，不僅能防止皺紋擴大，且駐顏效果極佳。而如今的新科技，更出現了「全息刮痧」的臉部美容，利用不侵入人體的方式來達到臉部修護的作用，如淡斑去痘、細膩肌膚、改善膚質、撫平皺紋、延緩皮膚老化等，其功效已媲美現今的醫美技術；甚至「全息刮痧」還有暢通氣血、調理臟腑的功效。

　　中醫認為「臟藏於內而形於外」，透過臉部特定部位的細微表徵，可觀察體內臟腑的生理與病理變化。所以我們每天照鏡了時，不妨仔細察看臉部是否出現異狀，或許是面色有變，也可能是局部出現斑、疹、痘或痣等，而針對臉部異狀，我們應當有所警覺，以免錯失治療時機。

凍齡必知 臉部異狀與體內臟腑對應表

臉部位置	對應臟腑	循行經脈影響	臉部異狀	病因
前額	頭臉部	督脈、肝經、膀胱經、膽經、胃經	痤瘡、黃褐斑	肺胃熱、內分泌失調、神經衰弱。
兩眉間	肺臟	督脈、膀胱經	毛囊炎、丘疹	肺熱、內分泌失調。
兩眼間	心臟	督脈	毛囊炎、丘疹	心火、神經衰弱。
鼻樑及其兩側	肝臟、膽囊	督脈、胃經	黃褐斑、雀斑	肝膽功能失調、氣滯血瘀、月經不調、內分泌失調。
鼻頭	脾臟	督脈	酒糟鼻、痤瘡	脾胃濕熱、內分泌失調。
鼻翼	胃	大腸經	酒糟鼻、毛囊炎	脾胃濕熱。
眼周		膽經、肝經、胃經、膀胱經	魚尾紋、眼袋、黑眼圈	脾虛、腎虛、肝鬱氣滯、月經不調、神經衰弱。
兩顴骨	大腸、小腸	胃經、小腸經	痤瘡、黃褐斑、雀斑、丘疹、微細血管擴張	脾虛、氣滯血瘀、小腸熱盛、神經衰弱、心氣虛。
兩顴骨的外側	腎臟	胃經、三焦經、小腸經、膽經	色斑、丘疹、皺紋	腎虛腰痠、血瘀、月經不調、內分泌紊亂、神經衰弱。
兩顴骨外上方	上肢、肩關節	膽經	黃褐斑、丘疹	腎虛、內分泌失調、肩周炎、肩頸痠痛。
鼻唇溝兩側	膀胱、子宮	督脈、大腸經	黃褐斑、雀斑、丘疹	腎虛寒、膀胱濕熱、內分泌失調。
口角兩側	下肢	胃經、大腸經	黃褐斑、皺紋	腎虛、內分泌失調、月經不調、下肢疾病。
下頜中間及其兩側	泌尿生殖系統	任脈、胃經、大腸經、小腸經	黃褐斑、痤瘡、粉刺	腎虛、下焦濕熱、內分泌失調、月經不調、盆腔炎。

不動刀的拉皮逆齡刮痧手技

誰說拉皮一定要經由醫美，每天利用玉石刮痧板輕輕刮揉臉部穴位，也能擁有光滑無紋的蘋果美肌，連續一週即可見效！

Act 1. 還你亮顏的淡斑刮痧 ·········>

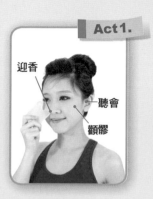

Act 1.

迎香
聽會
顴髎

★ 步驟

❶. 用玉石刮痧板以「寸刮」的方式，從迎香穴一寸一寸地刮至顴髎穴。

❷. 接著，由顴髎穴刮至聽會穴。以上步驟，重複3次。

★ 功效

均勻臉部膚色，消除面部暗沉、黑斑、暗瘡等。

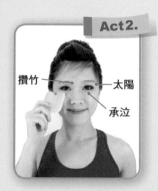

Act 2.

攢竹
太陽
承泣

Act 2. 熊貓眼OUT的明眸刮痧 <······

★ 步驟

❶. 用玉石刮痧板以定點按摩的方式，輕壓、推揉承泣穴再輕滑至太陽穴。

❷. 在太陽穴做定點按摩，接著輕滑至攢竹穴。

❸. 在攢竹穴定點按摩後，輕滑至太陽穴做定點按摩。以上步驟，重複3次。

★ 功效

消除眼袋、魚尾紋、黑眼圈。

Act 3. 拉提面部的拉皮刮痧 ··············>

★ 步驟

❶. 先用玉石刮痧板的無凹槽端，稍施力地由下巴往耳際拉提，另一手則將肌肉往上拉至耳際處，定位停留數秒，此步驟重複3次。

❷. 再將刮痧板以臉部側邊平滑處，由迎香穴刮至顴髎穴、聽會穴，並大面積地滑動按摩，將肌肉往上拉提至耳際，此步驟亦重複3次。

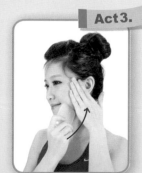

Act 3.

★ 功效

可預防臉部肌膚鬆弛下垂，改善嘴角紋、法令紋。

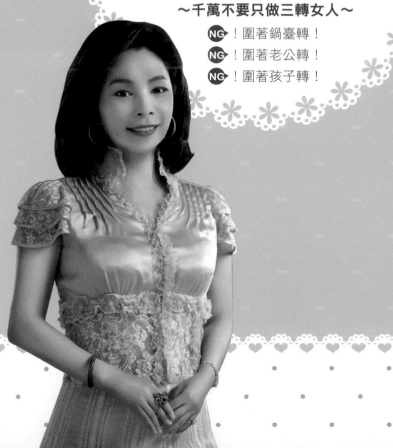

Chapter *2*

清百毒，
讓外貌與實際年齡成反比

【羅麗芬魅力女人語錄】

～千萬不要只做三轉女人～

NG！圍著鍋臺轉！

NG！圍著老公轉！

NG！圍著孩子轉！

身長幾尺的腸道健康，決定我們是老還是嫩！
你知道冒粉刺、皮膚粗糙、疲勞乏力等，
都是因為腸道毒素在你全身亂竄嗎？
唯有跟著總裁做，你才能徹底清除宿便，
預約一個「暢通」生活！

恐怖毒素，就在你身邊！

Environmental protection of human body.

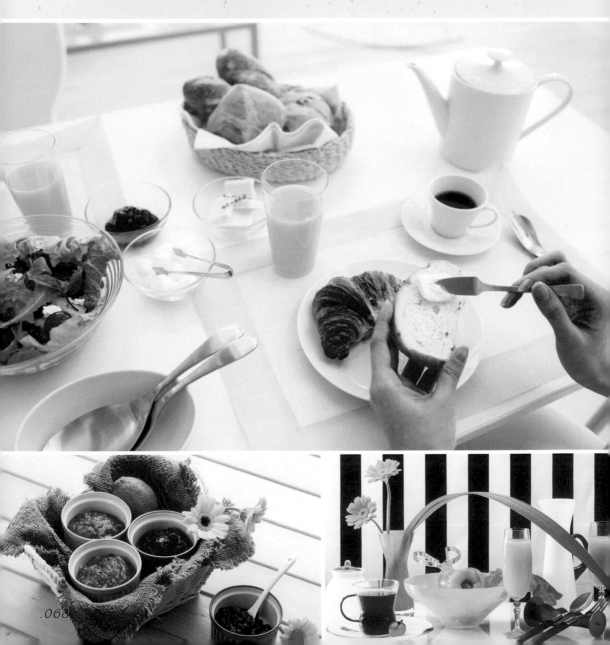

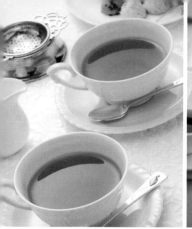
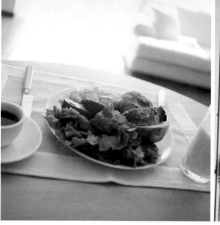
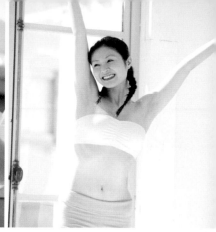

 # 毒素是危及健康的禍源

　　過去數十年來，環境汙染的問題不斷被揭發，甚至更有化學製劑使用在食品中的黑心事件，如毒澱粉、塑化劑、三聚氰胺等，導致我們的生活隱含著難以計數的「毒」！

　　然而，隨著經濟的快速發展，毒素種類也越來越多！根據統計，目前人類所使用的化學物質大約有五十萬種，這些物質充斥在我們的生活中，透過食衣住行進入人體。而下列無所不在的毒素，也正是加速我們老化、危及健康的主因：

生活環境：輻射、重金屬、廢氣、化學物質、垃圾食品、藥物濫用。
失衡營養：肥胖、代謝性疾病、心臟病、糖尿病、中風、癌症。
高壓生活：憂鬱症、躁鬱症、失眠、過勞。
紊亂作息：內分泌系統失衡。

　　試想，當外在環境毒素增加，自己又沒有做好防毒措施時，毒素就會透過血液循環全身。若再加上解毒與排毒功能不健全，毒素便會慢慢堆積在血管、細胞、器官、組織，最終變成毒垢，不僅疾病開始發生，皮膚也將變得粗糙、暗沉、蠟黃，臉部則容易長斑、粉刺或痘痘等。且毒素堆積在腸胃道，還會造成口臭、便祕，致使體重直線上升，影響我們的身材

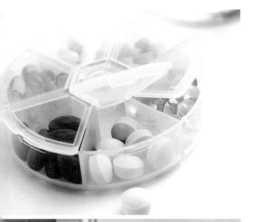

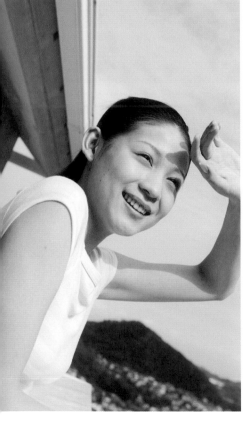

與容貌。

　　一般來說，毒素進入體內後，便會啟動自動解毒、排毒機制，例如皮膚排汗、腎臟排尿等。而經過肝臟解毒後的代謝物，則是透過腸道及皮膚排出。

　　然而，一旦肝臟及腎臟出現疾病或是功能受損，以致於無法進行正常解毒和排毒作用時，體內毒素就會被推入血液，而人體便會啟動防衛機制來預防血液受到汙染，致使器官受損，例如：

* 內分泌系統引導毒素由其他排泄器官代謝。如甲狀腺會強迫毒素從內皮層的黏膜細胞排出，進而造成黏膜發炎。
* 腎上腺強迫腎臟加強過濾功能，卻損傷腎臟，導致腎原性高血壓，影響心血管系統。
* 肝臟解毒後的膽汁毒素會由皮膚進行代替性排泄，造成皮膚問題，如粉刺、斑點、皺紋、搔癢、過敏等。

　　因此，體內累積毒素不僅損害健康，更會加速老化。所以，做好體內環保，徹底清除身體的內外毒素，是健康的關鍵，更是決定外貌年齡的重要源頭。

1分鐘毒素檢測站

只要勾選下列任一症狀都代表體內已累積毒素,請加強掃毒動作!

☐ 臉部或身體出現大量粉刺。

☐ 臉部或身體的皮膚暗沉、粗糙。

☐ 經常出現皮膚搔癢或有皮膚疾病,如濕疹、異位性皮膚炎、蕁麻疹等。

☐ 經常出現便祕,或是糞便氣味異常難聞的情形。

☐ 經常有口臭或體臭的問題。

☐ 經常感覺噁心想吐。

☐ 經常感到莫名的情緒低落或不穩。

☐ 吃到某些特定食物時,會感覺身體不舒服,如頭暈、噁心等。

☐ 經常感到疲勞、乏力、精神不濟。

☐ 經常覺得全身酸痛或關節容易腫脹酸痛。

☐ 對含有化學物質的產品特別敏感,如油漆、有機溶劑。

☐ 喝了含咖啡因的飲料後難以入眠。

☐ 經常出現頭痛或偏頭痛。

☐ 腸胃道功能不好,有胃潰瘍、腸道發炎、消化不良的病史。

盤點生活中的催老毒素

毒素來源一般分為外源性與內源性。外源性毒素泛指一切會損傷人體的有害物質,可分為物理性、化學性、生物性與精神性。而物理性包括異常溫度、噪音、強光、壓力、游離輻射、電磁波等;化學性,則為各類

化學物質或氣體、煙霧、粉塵等；生物性，則如微生物、寄生蟲、花粉、動物皮屑等；精神性，則像是單調、高壓工作環境所帶來的心理傷害，而以上皆屬於外源性毒素。

此外，市面上的基因改造食物，如玉米、大豆、沙拉油、豆漿、豆乾等，雖能減少農藥使用、提高產量，有利於環境，但許多報告卻指出，基因改造食物會損害免疫、神經、消化、內分泌、生殖等系統，故「**基因改造食物**」也被歸類為外源性毒素之一。

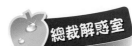

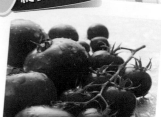

基因改造食物又稱基因轉殖食品，是由基因改造生物加工製成後，以人為方式來改變物種的基因排列，通常是將某種生物的某個基因，植入另一種生物體內，如耐寒番茄。

體內累積毒素原因

* 裝有金屬假牙
* 經常染、燙頭髮
* 習慣使用沐浴乳洗澡
* 經常化妝
* 經常處在抽菸場所
* 經常喝冷飲
* 夏天擦防曬乳液
* 經常吃零食或消夜
* 經常外食
* 經常吃西藥或中藥
* 睡眠不足，老是想打瞌睡
* 很少吃蔬菜

* 有抽菸習慣
* 經常使用髮膠
* 習慣使用香水或古龍水
* 經常擦指甲油
* 經常吃火鍋
* 夏天喜歡吃冰
* 經常擦皮膚藥
* 經常吃燒烤食物或油炸類食物
* 經常吃大型魚類
* 新衣、褲沒洗就穿
* 每天飲水量不足2000毫升
* 三餐不定時

* 經常喝酒
* 經常吃加工食品
* 經常以果汁飲料代替水果或水
* 經常喝含糖飲料
* 每天吃肉
* 1週運動少於3次
* 工作壓力大
* 經常容易生氣，常與人發生口角
* 容易疲倦
* 有便祕狀況
* 長時間待在冷氣房
* 經常接觸清潔劑
* 夏天點蚊香
* 使用室內殺蟲劑
* 塗抹防蟲劑或防蚊液
* 用塑膠袋裝熱食
* 覆蓋保鮮膜來加熱食物
* 在都市內騎機車
* 每天坐著超過6小時
* 習慣性蹺腳
* 工作場所有化學味道

　　從以上項目即可得知毒素來源非常廣泛，舉凡你能想到的幾乎都具有毒性，尤其是我們每天吃進去的食物，可能就含有農藥等化學毒物的殘留，而在食材清洗、烹調的過程中，若是接觸的餐具不乾淨，或烹調方式不當，也會在體內遺留毒素。

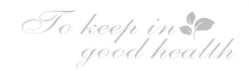

　　但當這些食物進入體內後，又會產生內生性毒素，包括腸道壞菌所釋放的毒素及正常生化的代謝性產物，如油脂、膽固醇等，中醫稱此為病理產物，即所謂痰飲、水濕等。而在我們身體內所產生的毒素，就稱為內源性毒素。

　　隨著現代科技進步，高度競爭的社會帶給人們強大壓力，以致於多

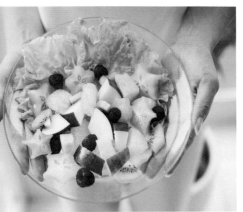

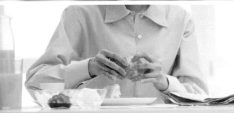

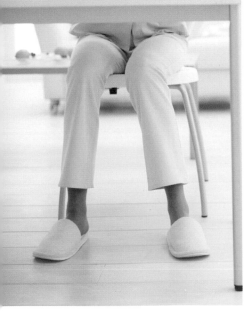

數人被各種疑難雜症所困擾，並且也有越來越多的科學及醫學報告發現，這些都是外源性毒素對健康所產生的危害。尤其是一些人造化學物，都是屬於內分泌干擾物，透過食物鏈，進入我們體內，因不易被人體分解代謝，在長期累積身體的結果下，導致細胞癌變或產生腫瘤，或基因突變，或出現畸胎，甚至是併發一些遺傳性疾病。

根據世界衛生組織（WHO）的最新報告顯示，只有大約20%的毒素能夠透過流汗、排尿或糞便來代謝，其餘80%的毒素則會積存在血液裡，並藉由血液循環進入細胞。而毒素是人體不需要、過剩且不易排出的廢物，如果長年累月地層層沉積，便會在體內形成「毒垢」。

然而，我們所併發的疾病與毒垢有關，據統計指出，成年人體內的毒垢約有3~25公斤，其中腸內毒垢約占3~10公斤，肝臟、膽囊和膽管中的毒垢也有0.5~5公斤，而積存在血管中的脂毒垢則占體重的8%~10%，這些都是常人容易忽略的危險因素。

1908年，諾貝爾醫學獎得主、俄羅斯生物學家——梅奇尼科夫(Elie Metchnikoff)，

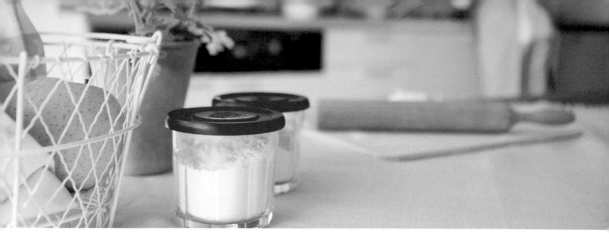

提出人體慢性中毒學說，他認為體內所滯留的各種毒素，是導致人類生病和早衰的主因。

梅奇尼科夫教授在研究中發現，人體許多傳染性疾病不單是細胞和病毒入侵的結果，最主要是體內毒素破壞免疫系統，導致免疫力下降。因此，他認為維持健康的第一要務，就是及時排出腸道、血液、淋巴、皮膚裡的毒素，藉此提高免疫力和各系統臟器的功能，以防疾病發生。

而中醫也認同毒素不應累積體內的說法，其中又以腸道排毒最為重要。古人有云：「腸道是百病之源，老化之始」，由此可知身體大部分毒素皆由腸道所生。這是因其腸道有許多菌叢，毒素是由腸道內腐敗菌分解蛋白質或油脂所生，故腸道出現堵塞，如便祕，就會造成毒素堆積，並由肛門、直腸一直累積向上，進而衍生出一連串的症狀，若放任不管，將會引起嚴重疾病。所以，我們除了「防毒」外，也要經常「排毒」，降低身體的代謝負擔，保持腸道健康。

 ## 你所忽略的恐怖毒素

生活中的毒素在進入體內後，可經由皮膚（排汗）、呼吸道（排痰）、腎臟（排尿）、腸道（排便）等各種實質管腔、管道排出體內毒素

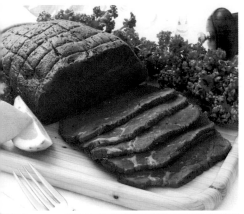

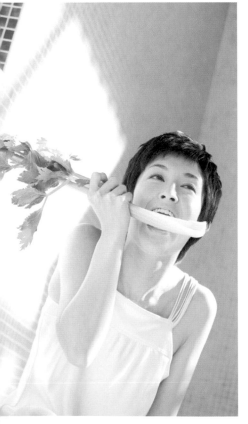

與廢物，其他像肝臟、淋巴系統等，則為體內的解毒場所。而毒素在體內有很多種存在方式，雖說以下名稱是我們經常聽到的，但多數人卻不曉得它們其實也是一種毒素！

🌿 1.膽固醇

衍生病症 與心血管疾病相關。

當我們攝入的脂肪進入十二指腸後，一部分會被酵素分解並釋出其中的脂肪酸，在肝臟裡合成膽固醇。但膽固醇並不完全是壞東西，因為我們的荷爾蒙、膽酸都需要膽固醇做原料，但當膽固醇凝結在血管壁時，將阻礙血流，嚴重者會形成血栓，進而併發心血管疾病，如高血壓、中風。

膽固醇可分成兩種，低密度脂蛋白膽固醇（LDL-C）及高密度脂蛋白膽固醇（HDL-C），若血液中的膽固醇總含量超標（正常值130~200mg/dl），則將提高心血管疾病的發生率，應多加注意。

🌿 2.自由基

衍生病症 與老化相關。

自由基是氧氣在體內經新陳代謝後所產

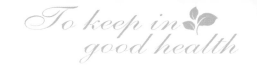

生的物質，活性極強，可與任何物質發生強烈反應。當身體受到異常環境的破壞，例如輻射、紫外線、抽菸、農藥，或者是作息紊亂、心理壓力等，都會產生自由基。

　　儘管如此，體內仍必須具備一定量的自由基，藉此保護身體免受化學物質的侵害。不過，自由基數量一旦超過人體的正常防禦範圍，將會產生「自由基連鎖反應」，導致體內細胞受到侵害，進而損傷器官組織，有加速衰老的危害。

3.乳酸

衍生病症 與體質酸化相關。

　　一般來說，我們都以為肌肉酸痛是激烈運動所造成的乳酸堆積，但事實上，這只是一小部分的原因。

　　乳酸並非只在運動時產生，一般的新陳代謝也會出現，但濃度不會超標上升，只有在乳酸產生加快且無法被及時運走的狀況下，濃度才會提高。而身體也將因乳酸的增加，出現下列不適情形：

　　＊出現休克症狀或即將發生休克。

　　＊有心血管疾病、血栓症，或出現肝、腎的衰竭情形。

　　＊在撞擊損傷或強烈運動後，身體出現疲勞。

　　乳酸是體內的組織細胞在缺氧環境下，為了持續供給能量來源所衍生的副產品，而肝臟便負責將乳酸轉化成血糖或碳酸根及水，一旦乳酸不正常的出現時，不僅意謂著體內組織有體液循環或代謝方面的障礙，血液也正逐漸酸化。

4.尿酸

衍生病症 與關節發炎相關。

當我們攝取含普林的食物（如海鮮貝類、肉類、豆類、內臟類）後，若無法在腎臟裡代謝成可經尿液排出之廢物，這些物質最終將形成尿酸，並以結晶體的方式積存於軟組織中。假使身體此時出現代謝障礙，將可能釋出沉積在軟組織（如關節膜）裡的尿酸結晶，一旦尿酸在血液裡的濃度超過正常值時，便會使身體的免疫系統過度反應，形成急性炎症。

5.宿便

衍生病症 與腸道疾病相關。

食物下嚥後，便進入消化系統，接著到直腸、肛門後再排出體外，其時間大約需要12~72小時，所以超過3天以上未排便或長期淤積體內的陳舊糞便，便稱為宿便。

人體腸道中若積存過多宿便，就會產生大量毒素，而這些毒素被人體吸收後，又會再次進入血液循環並遊走全身，進而引起一連串的疾病問題，如免疫力下降、代謝性疾病、肥胖、皮膚出現黑斑或暗沉、腸道疾病（如便祕、大腸癌）等。因此，定期排便，不僅能防止毒素囤積腸道，更能使皮膚水嫩亮麗。

除了上述人體代謝後所產生的毒素外，中醫對於毒素也有所研究。《黃帝內經》中，將「風、寒、暑、濕、火、熱、痰、飲」歸結為人體

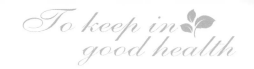

「邪毒」，而這些外來邪風毒氣若聚集體內，便會阻塞經絡，造成氣血不通。

　　而將其對應到血液也是一樣，一旦血管堵塞，毒素或毒垢便會沉積在血管壁，若血液運化不良，體液就會變酸，體質便會酸化，同時體內也將因過多的自由基而氧化腐蝕細胞組織，最後導致五臟六腑的功能紊亂、陰陽失衡，而這正是流失健康的起源。

　　所以，針對排除體內毒素，我自有一套排毒祕訣14招，除了能排出危害人體的有毒物質，還可預防老化提前到來，故在此分享給讀者們！

❶. 食用新鮮食物，尤其是未經加工的有機蔬菜、水果。

❷. 食用當地當季食物，避免吃再製加工品。

❸. 蔬菜水果可用水果醋清洗，或是用大量清水「沖洗」，重點是要洗掉農藥。

❹. 食物要吃原態，避免食用醃製品、煙燻品或罐頭食品。

❺. 避免油炸、煎、爆炒的食物。

❻. 每天喝1800~2000c.c.的溫開水。

❼. 每天至少運動30分鐘，維持良好體態。

❽. 每天至少吃5~7份蔬果，幫助排出體內代謝物。

❾. 適時補充益生菌，維護腸道健康。

❿. 保持居家通風，遠離煙害環境，如炒菜油煙、二手菸等。

⓫. 使用不含毒素的天然清潔用品，如醋、硼砂、碳酸氫鈉等來代替有化學成分的清潔劑。

⓬. 身體及臉部的清潔用品應選用天然有機成分。

⓭. 應注意防曬，選擇適合自己肌膚狀況的保養品。

⓮. 每天靜心、靜坐、內觀（自我內在欣賞）30分鐘，並保持心情愉快。

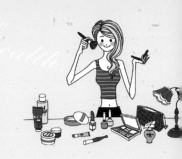

腸道
是清毒、養顏的根源

Environmental protection of human body.

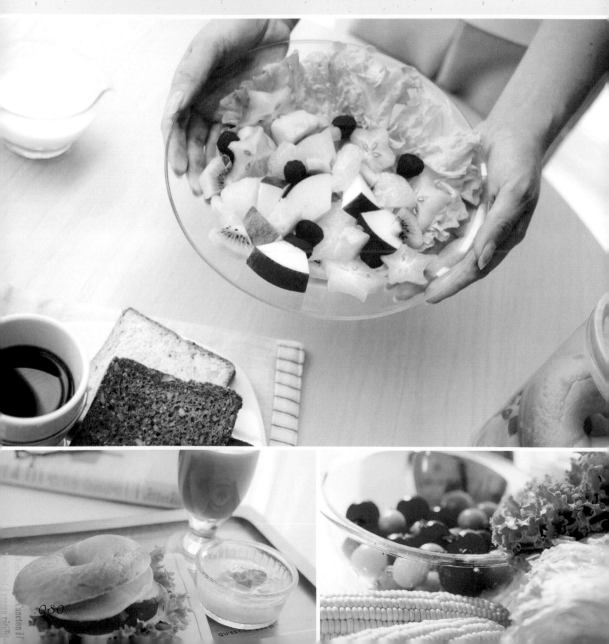

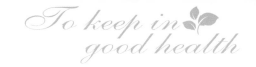

人體主要的排毒機制

　　我們每天雖然接觸成千上萬的毒素，但並非一進入人體就馬上「中毒」，這是因為人體本身有防毒、解毒及排毒功能的臟腑。我常說：「體內大掃除，青春留得住；體內留廢物，衰老加速度」。身體的四大排毒機制，可分為淺層排毒，包括腸道、肝膽；深層排毒，包括血液、淋巴，以下將介紹其主要排毒作用：

淺層排毒

①. 腸道~淨化體內環境

　　可排除食物在新陳代謝過程中所產生的廢物和腸道內食物殘渣的腐敗物。

②. 肝膽~提升排毒功能

　　具解毒作用，排除血液中的毒素。

深層排毒

③. 血液~阻斷毒素堆積

　　除了能輸送營養外，還可排出代謝性廢物，促進血液循環，預防血流淤阻所造成的毒素、痰液等病理產物之堆積。

④. 淋巴~防止毒素入侵

　　人體最後的防禦系統，能攔截、分解頑固毒素並代謝體外，進而維護健康和身體免疫機制的正常運作。

　　上述四大排毒系統，掌管一個人精、氣、神的盛衰，而其中又以腸道是最重要的排毒根本，若保養、防護得當，自然就能減少其他器官的解毒工作，降低身體耗損率，以打好健康底子。

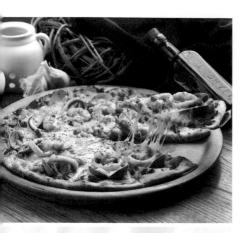

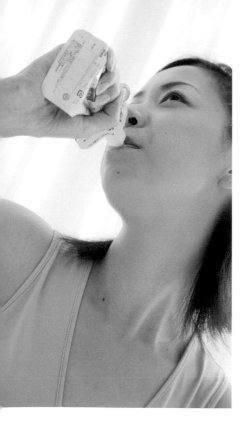

⊕ 警告！萬病腸中生

體內排毒必須由淺層至深層地慢慢推進。尤其腸道是重要的排毒器官，被視為最後階段的排泄管道，能淨化體內環境。因此清除腸道毒素，是奠定健康、美顏的回春根本。

而我們每天由口腔所攝取的大量食物，會在消化吸收的過程中產生殘渣與毒素，之後再由腸道排出體外，若腸道排泄機制出現阻滯，毒素便無法代謝而積存體內，當肝臟難以應付過量毒素時，就會釋放至血液中，毒害全身。

你的腸道年齡幾歲？

腸道保健的第一步驟是認識自己的腸道年齡，因為人體老化是從腸道開始。梅奇尼科夫（Elie Metchnikoff）曾說：「衰老始於腸道。」因此腸道年齡是一項老化指標，一旦腸道年齡超過實際年齡10歲以上，表示腸道的有益菌開始減少、壞菌逐漸增加，致使腸道無法吸收營養，毒素卻循環全身，損傷其他器官。故必須從日常生活作息、飲食習慣來改變，腸道才能回春。

腸道年齡自我檢測

觀察自己的日常飲食、生活習慣，以及排便狀況，若有符合下列情況者，請打「✓」！

（一）飲食習慣

☐ 1、我經常匆忙地吃完早餐。

☐ 2、我沒有吃早餐的習慣。

☐ 3、我的三餐時間不固定。

☐ 4、我很少攝取蔬菜、水果。

☐ 5、我經常喝可樂、咖啡等刺激性飲料。

☐ 6、我喜愛吃肉類食物。

☐ 7、我每週至少有4次在外用餐。

☐ 8、我不喜歡喝牛奶和優酪乳。

☐ 9、我會挑食，很多東西都不吃。

（二）生活習慣

☐ 1、我的菸癮、酒癮很大。

☐ 2、我看起來比實際年齡老。

☐ 3、我的皮膚常常會龜裂、起疹子。

☐ 4、我總是感受到壓力。

☐ 5、我有失眠問題，且睡眠時間不足。

☐ 6、我經常熬夜或加班。

☐ 7、我經常感到鬱悶、苦惱，很少有愉快的心情。

☐ 8、我長期從事室內的伏案工作，且運動量過少。

（三）排便狀況

☐ 1、我的排便時間不規律。

☐ 2、我有口臭問題。

☐ 3、我經常便祕。

☐ 4、排完便後，總覺得沒有完全排乾淨。

☐ 5、我排出的糞便很硬。

☐ 6、我排出顆粒狀的糞便。

☐ 7、有時我會排出軟便。

☐ 8、我排出的糞便顏色偏黑。

☐ 9、排出的糞便，會直接沉到馬桶底部。

☐ 10、我排出的糞便有惡臭味。

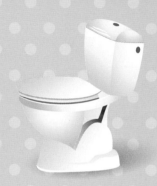

結果判定

☑ **少於6項**：腸道年齡20歲。代表腸道功能正常，且身體健康有活力，請繼續保持。

☑ **7~11項**：腸道年齡45歲。代表腸道略有老化，健康亮起黃燈。稍微改變飲食與生活習慣，腸道狀況將會轉好。

☑ **12~16項**：腸道年齡70歲。代表腸道已經老化，等待救援！生活習慣須有進一步的改善，並維持固定的運動模式，以增進腸道蠕動，保持腸道健康。

☑ **17項以上**：腸道年齡95歲。代表腸道極度老化，急需搶救。其腸道健康令人擔憂，請積極改善打「✓」選項。

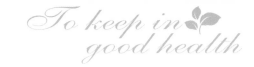

腸道是健康守門員

　　隨著飲食精緻化的影響，高油、高糖、低纖維的加工食物，充斥在生活當中。而多數人經常外食，再加上作息不正常、缺乏運動，故腸道有普遍惡化的趨勢。

　　腸道是人體最重要的免疫器官，體內約有70%的淋巴組織位於腸道，這也是內源性毒素的主要產生部位。如果腸道老化，排便不順，會導致腸內毒素累積，一旦毒素太多將加重其他器官的負荷，免疫力便開始下降，進而引發與大腸相關的疾病，影響健康。

罹患腸癌的可能因素

　　以下為發生腸癌的因素，只要符合1項，便提高罹患的可能性，需多加留意！

* 家族中，有人曾罹患腸癌、胃癌、乳癌
* 持續便祕，或便祕、腹瀉經常交替
* 近期的糞便沾有血液及黏液
* 糞便形狀長期呈細長狀
* 腹部經常感覺有悶脹的痛感
* 最近半年內體重減少5%以上(非刻意減重)
* 最近食慾不佳
* 最近突然有貧血現象
* 平常很少吃高纖維食物與乳酸菌食物
* 平常喜歡吃油膩或肉類食物

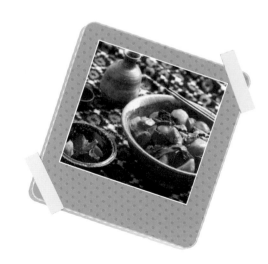

許多醫學研究指出，當腸道老化與腸內菌相失衡時，身體便會從健康端逐漸轉往亞健康的狀態，如便祕、腹瀉、免疫力下降、疲倦、乳糖不耐症，更甚者將併發嚴重疾症，如大腸癌、慢性肝炎、肝硬化、心血管疾病、失智症、腸過敏、陰道炎等，同時還會加速細胞老化，使身體機能下降，提前出現早衰徵兆。

腸道消化、免疫與神經的三面功能

嚴格來說，腸道是屬於消化系統的一部分，除了兼具消化吸收的功能外，也同時擁有免疫及神經系統的作用。

腸道消化～供給人體營養、代謝的轉運站

俗話說：「一根腸子通到底。」腸道總長大約為身高的6倍之多，約有8~9公尺的長度，在腹腔彎彎曲曲的迴繞，且每個部位都有自己的工作職掌。

腸道是從胃以下的十二指腸開始，接著是空腸、迴腸，這一段我們統稱為「小腸」，主要是分泌腸液，其與膽汁、胰液共同作用後，會徹底分解來自胃部的食糜。而小腸裡有數百萬的絨毛，可吸收食糜中的營養，並快速運送至全身細胞與器官。

小腸後接的是大腸，分為結腸、直腸，其作用是把食物殘渣變成糞便。而大

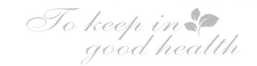

腸因沒有絨毛吸收養分，所以主要是吸取食物殘渣裡的水分，使其慢慢固化成糞便，等到身體產生便意時，再經由乙狀結腸、直腸，從肛門排出。

一般來說，糞便在大腸的停留時間約為30~48小時，如果停滯時間太久，就會開始發酵，影響菌叢生態，因此腸道不通，體內毒素便會逐漸累積，進一步破壞腸道環境，引起健康危機。要了解自己的腸道是否老化，除了觀察平時的飲食與生活作息外，還可從下表列出的糞便形狀、氣味、顏色察看腸道健康，進而調整日常習慣，預約一個「通暢」生活。

糞便檢測1~形狀

糞便形狀	身體狀況
香蕉形	健康
顆粒狀	暫時性便祕或慢性便祕
細長條狀，伴隨惡臭，分數次如廁	糞便量或腹肌力道不足
泥狀	腸道出現異常吸收水分的現象

糞便檢測2~氣味

檢查項目	老化	健康
糞便氣味	刺鼻、酸臭、腐敗味明顯	氣味偏淡

糞便檢測3~浮起與否

檢查項目	老化	健康
糞便浮起與否	沉下去	半沉半浮

糞便檢測4~形狀與顏色

形狀 ＼ 顏色	黃色至黃褐色	黑色(柏油狀)	紅色(內臟受傷)	茶色	綠色	灰白色
香蕉狀	健康	食道、胃、十二指腸等出血，食道靜脈曲張破裂，便祕	大腸炎、潰瘍性大腸炎、其他腸炎	健康	健康	胰臟疾病、膽結石、膽道堵塞、脂肪消化不良、便祕
水狀			痢疾、霍亂、食物中毒、潰瘍性大腸炎、大腸癌	腹瀉、過敏性腸症候群	食物中毒、急性腸炎、藥物染色	
泥狀						
黏稠狀						
顆粒狀			痔瘡、直結腸癌	便祕	便祕	

🌿 腸道免疫機制～健康的警示燈

　　腸道不僅具有消化吸收的作用，同時也是人體不容忽視的免疫器官。我們體內約有70%的免疫細胞，如巨噬細胞、T細胞、B細胞、NK細胞等都是集中在腸道裡，且多數的**免疫球蛋白A**是由腸道製造，足見腸道的免疫功能關乎全身健康。

　　依據醫學檢驗表示，小腸末端與迴腸有許多小突起的淋巴組織（即「貝爾斑」），其狀態會反映出人體的健康情形。年輕且身體良好者，淋

巴組織數目較多，突起也較為明顯；反之，衰老、體弱多病者，數目較少且平坦；因此，腸道若有發炎情形，則淋巴組織將會壞死、腐爛。

　　腸道所兼具的免疫功能，是造物者的偉大設計，前述提及腸道是身體對外的開放系統，許多細菌、病毒、毒素、微生物都可透過口腔進入人體，而腸道原本就存在許多菌叢，隨時等著人體免疫力下降時入侵，故腸道機能差者，將使壞菌有機可乘，一旦黏膜潰爛，健康便亮起紅燈。

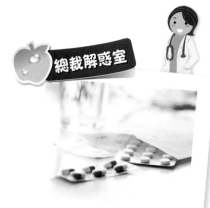

總裁解惑室

免疫球蛋白是一組具有抗體活性的蛋白質，存在於生物體血液、組織液和外分泌液（如唾液、汗、淚等）中，是檢查人體體液免疫作用的重要指標。

腸道神經～有思考的腦

　　說起腸道擁有「神經系統」，很多人心中都會出現問號。但近年來，「腹腦」理論在醫學界已被廣泛探討，臨床上也發現腸道與大腦，以及腸道與精神疾病，有某種程度上的關聯。

　　舉個簡單例子，你是否曾因為大考或面試而緊張到拉肚子，或者是心情不好、傷心過度時，吃不下飯；即便勉強進食，也覺得飯菜不香、食之無味，且容易消化不良。

　　針對上述常見案例，美國哥倫比亞大學的腹部神經系統專家麥克傑森教授就提出腸道的神經系統為「人體的第二大腦理論」，將腸道又稱作「腹腦」，他認為腸道也有感覺、思考、學習與記憶，並將其連結到我們對食物的美味感知，這是因腸道內壁擁有如同舌頭般的味蕾細胞，可辨

別酸甜苦辣，故當我們吃到美食時，腸道味蕾便會記憶自己喜歡的「味道」，當往後再次遇到相同料理時，就會引起我們的食慾，並感到愉悅，因此大家常說的「古早味」便是因味道被刻印在腸道的味蕾細胞而有此感受。

美國加州大學奧斯本教授還發表一項研究，小腸在偵測到毒素苦味後，能立即展開保護機制，並下達指示來緩解腸胃蠕動，使毒物停留在胃裡，提高被嘔吐、排出的機會；此外，小腸為了阻止我們吃進更多毒素，還會分泌「飽食荷爾蒙」，使我們停止進食，阻絕有害物的入侵，足以顯示腸道是防禦人體健康的守衛兵！

腸道的細菌部隊為健康把關

腸道也有細菌？沒錯，人體腸道細菌大約有一百兆以上，不僅種類超過千種，且這些細菌從我們出生時就存在體內了。一般人對於「細菌」二字，觀感都是負面的，如讓人致病、不乾淨等。但其實腸道細菌分為好菌、壞菌與亦正亦邪的中性菌，它們在腸道內維持動態的平衡，並與人體形成共生關係。

而所謂的「腸道菌相」，是指腸內細菌的組成與數量，菌相跟個人先天體質、健康狀態、後天環境有很大關係。當我們健康出現問題時，腸道菌相便發生改變，導致毒物得以侵害腸壁，引起病變。

🍃 好菌

指「嗜酸性乳酸菌」（Lactobacillus Acidophilus，即「A菌」）、「比菲德氏菌」（Bifidus，即「B菌」）……等菌群，其作用在於發酵乳糖、葡萄糖，維持腸道弱酸性，防止壞菌滋生；而當腸道出現老化或身體不適時，比菲德氏菌會急速降低，可視為腸道健康的指標。

🍃 壞菌

指「蛋白質分解菌」、「葡萄球菌」、「赤痢菌」……等，其實有些原本就已存在腸道，但也有因食物不潔而入侵體內的壞菌。通常身體遭受外來細菌的攻擊，會出現強烈反抗，但若是原本駐紮腸道的壞菌，其影響是不知不覺的。例如未在小腸吸收的脂肪與蛋白質，會被常駐壞菌分解、導致腐敗，進而製造毒素與致癌物。同時壞菌也會讓原先酸性的腸道環境轉化成鹼性，使好菌受到抑制，破壞腸道菌相的平衡。

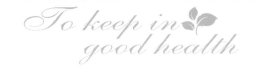

🍃 中性菌

指「非病原性大腸桿菌」、「腸球菌」、「脆弱類桿菌」……等，它們在腸道維持一種翹翹板的狀態。即健康狀況較佳時，能幫助好菌，使身體機能正常運作；但當健康出現異狀時，它們會陣前倒戈，與壞菌一起攻擊身體。

所以，我們必須定期腸檢、適當紓解壓力、改變飲食、維持運動習

慣，以防腸內細菌失衡。而只有讓腸內翹翹板傾向好菌的一方，才能免除壞菌危害身體。

萬病皆由腸中清

　　如果你經常有頭痛、腸胃脹氣、皮膚暗沉、蕁麻疹、濕疹、口臭、舌苔厚、疲倦、體力欠佳，或是因免疫力下降，而經常有感冒、泌尿道發炎、陰道炎等問題，皆可能與腸道機能欠佳有關。

　　由於生活壓力、作息紊亂、飲食習慣不良、排便不正常，或是經常服用成藥、抗生素、止痛藥等，都會增加外來有害菌，而這些有害菌會與原本存在體內的壞菌一起作亂，導致有毒物質、致癌物的生成，進而破壞消化道內壁襯層，使免疫力下降。

　　其實，許多年輕女性上班族，身體裡都藏有衰老腸道！根據研究指出，目前二十多歲的女性約有75％的腸道比實際年齡老約10~20歲，再加上90％的疾病都與腸道不潔有關，其所造成的影響不僅會降低人體的新陳代謝率，還會讓各類慢性病、老化症狀爬上身，諸如肥胖、消化不良、便祕，甚至是胃癌、大腸癌等；而女性所在意的肌膚暗沉無光、蠟黃衰老與細紋等，亦是因腸道老化、沒有定時排便所致。

　　醫學專家指出，一天不排便所累積的毒素相當於吸三包菸，當消化道內壁襯層出現損傷及發炎時，這些有害物質就會從破損處滲入血流，並循環全身，使器官組織加速老化，同時也會讓肝臟過勞，降低解毒功能，形成自發性中毒。

　　腸道被視為代謝食物的最後排泄路徑，要進行體內環保，首先應從

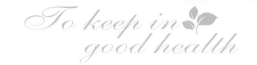

排便開始，這就好比每天按時清掉家裡的垃圾，才不會產生蟑螂、蚊蟲、細菌、病毒，以保持居家環境的乾淨、衛生。

🍃 照著做，腸保健康

　　體內環保要從腸道開始，在日常生活中，應留意與我們腸道有關的小細節，才能維護腸道環境！

❶. 每天喝1800~2000c.c.以上的開水。

❷. 每天食用5份以上蔬菜、2份水果，以確保每日皆能攝取25~30公克以上纖維質。

❸. 每天攝取足量乳酸菌，可從優酪乳、乳酸菌飲料、乳酪、牛乳等食品攝取。

❹. 增加全穀類食物攝取，避免吃油炸、燒烤、醃製、煙燻食品。

❺. 戒菸、酒、檳榔及消夜，避免攝取過量咖啡因食物。

❻. 每天一定要吃早餐，且三餐定時定量，以八分飽為佳。

❼. 餐餐細嚼慢嚥，並檢視每天吃的食物。

❽. 每天固定時間上大號。

❾. 有便意時就要上廁所，不要忍住，並以順時針按摩腹部10~15下，以幫助排泄。

❿. 每次排便都要仔細觀察糞便並記錄。

⓫. 每大固定運動30分鐘。

⓬. 經常做保養腸道的經絡按摩與體操。

⓭. 經常做腹式深呼吸。

⓮. 隨時保持心情愉快，適度抒發壓力。

⓯. 每天睡足6~7小時，不熬夜。

⓰. 定期做健康檢查。

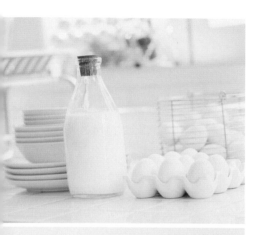

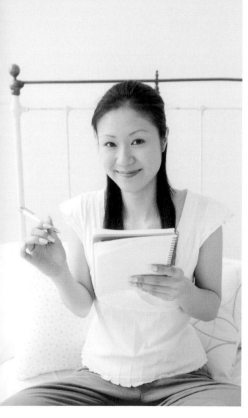

補給腸道好菌的「後援部隊」

既然腸道是消化器官，便有責任將每天攝取的食物代謝成排泄物並固定排出，這是最基本的「保腸」之道。前文已知腸道細菌有好有壞，而其兩軍交戰的結果，便是人體走向健康或衰老的關鍵。

生活壓力、過度疲勞、不良飲食習慣、細菌感染或服藥等因素，都有可能幫助壞菌部隊的火力增強，使得好菌處於弱勢而難以抑制，這時我們必須提供好菌後援部隊──益生菌，才能補充戰力，抵抗壞菌。

益生菌是維持腸道健康的重要菌叢，尤其是會製作乳酸的益生菌，可使腸道環境偏酸，抑制壞菌及入侵病菌的生長，也可促進腸道蠕動，緩解便祕情形；同時，還能參與它們好幾種維生素的合成，尤其是保持旺盛體力和脂肪代謝功能所需的維生素B群，以及能使鈣質留在骨骼內的維生素K。此外，益生菌也能產生有益健康的副產品──短鏈脂肪酸（SCFA），它可維持消化道內壁襯層的健康，並促進營養素的吸收。

不過，許多益生菌都無法在胃酸和膽汁

環境裡存活，也無法耐高溫，因此益生菌的選擇就相當重要！如今的最新技術——「雙層包埋」解決了這項問題，意即將乳酸菌的表面先用蛋白質包覆，第二層再以纖維素包埋，經過雙層包埋的乳酸菌不但耐熱，還可提高對胃酸和膽酸的耐受度，並增加乳酸菌對小腸及黏膜的附著力，使乳酸菌能完整進入腸道發揮作用，通常都使用於優酪乳、奶粉或膠囊型的保健食品中。

除了增加有益腸道的益生菌（乳酸菌），我們也必須幫助它們補充戰給，而市面上的「益菌生」（指膳食纖維和果寡糖），就是提高益生菌戰鬥力的來源。

膳食纖維

蔬果中，不能被人體消化吸收的成分，稱為「纖維質」，又稱「膳食纖維」，一般可分為水溶性與非水溶性。

水溶性纖維是指纖維素、果膠、黏液質，通常可在蘋果、燕麥、全穀類、青花菜等食物中攝取。具有延緩胃排空、防止血糖急劇上升、降低血膽固醇等功能。

非水溶性纖維則是指半纖維素、木質素，在胡蘿蔔、馬鈴薯、番茄、草莓中最常見，可增加糞便體積、促進腸道蠕動、預防疾病發生。

而膳食纖維裡，其成分是無法被消化道酵素分解的多醣類及木質素，它們可在胃腸道中吸收水分，增加胃及腸道內的食物體積，提升飽足

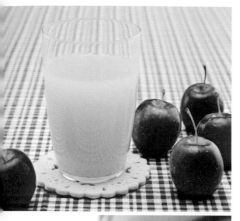

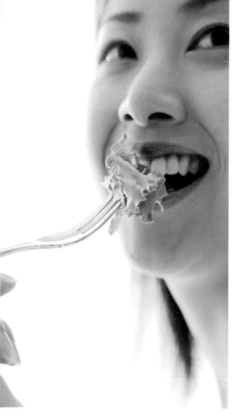

感，並促進腸胃蠕動，通暢排便，預防便祕。此外，膳食纖維（尤其是水溶性纖維）能深入絨毛縫隙，吸附腸道中的有害物質，隨著糞便排出體外，防止毒素累積。

此外，衛生署更建議，每人每天必須攝取25~30公克的膳食纖維，但一般人卻平均只攝取5~10公克。膳食纖維普遍存在於蔬菜水果中，所以每天至少應吃3~5份蔬菜，2份以上水果，同時把主食米飯改成未精製的全穀類（糙米、燕麥、小米），或是增加根莖類食物，如地瓜、馬鈴薯、芋頭等，並以豆類取代肉類中的蛋白質，提高膳食纖維的攝入。

果寡糖

根據研究顯示，果寡糖是腸胃道中益生菌的最佳養分來源。果寡糖是寡糖的一類，廣泛存在於植物裡，能幫助雙叉桿菌及嗜酸桿菌等腸內益菌繁殖，可抑制壞菌、有害物質的增生，延緩腸道老化。

果寡糖的作用與膳食纖維很類似，都能降低血膽固醇與中性脂肪。且果寡糖同樣是與膽酸、膽鹽結合後，將其排出體外、防止再度被吸收，並促使膽固醇在肝臟進行氧化作用後變

成膽酸，以降低血膽固醇濃度。

　　果寡糖不能被人體吸收，所以如果進食過量會出現脹氣、糞便變稀或腹瀉等情形，故每天攝取的果寡糖量大約5克左右即可，但最好還是從天然食物攝取，因為許多食物都含有豐富的果寡糖與膳食纖維，例如洋蔥、地瓜、黃豆、牛蒡、花椰菜、蘆筍、海帶、木瓜、香蕉、蘋果等。假使你是外食族或每天蔬果攝取量不夠，甚至有消化機能不良、習慣性便祕的狀況，就需適度補充果寡糖來調理。

淨空腸道的酵素

　　腸道要清空，最重要的是加強腸道蠕動，但前提是每天必須定時定量、提供足夠食物進入腸道來製造糞便，當然食物中也要有大量的高纖維，才能促進腸道蠕動，使排便順利。然而，除了攝取膳食纖維及果寡糖外，能增進腸道蠕動及清空毒素的輔助物就是「酵素」。

　　酵素又稱為「酶」，由氨基酸組成，不僅是具有特殊生物活性的物質，更是我們身體機能運行的原動力。此外，大多數的酵素含有「錳」的成分，可參與一些代謝反應，增進胰島素的分泌，由於我們的生理活動皆與蛋白質相關，而這些蛋白質又必須藉由酵

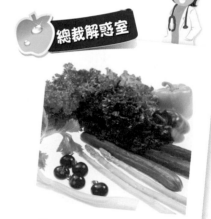

總裁解惑室

「錳」除了可從酵素中攝取，亦能從綠色蔬菜、種子類、全穀類、豆類、酵母、鳳梨、茶葉、海藻、堅果、酪梨、蕎麥、燕麥等食物中攝入。

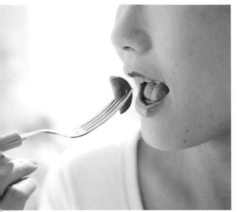

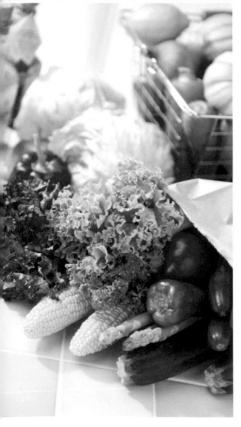

素作為載體，故酵素是體內環保的首要物質。

正常人約有三千多種活性酶，但隨著年齡增長、環境汙染、濫用藥物等因素，使得體內酵素活性降低，體質逐漸酸化，進而引起失眠、健忘、骨骼勞損、陰陽失調、免疫力降低等問題。

其實，酵素普遍存在於天然食物中，像是木瓜、鳳梨，就含有大量蛋白質消化酵素，可讓吃進的蛋白質從大分子變成小分子、幫助吸收，這對於愛吃肉的人來說特別重要，因為肉類攝取過量，再加上缺乏酵素分解，會使這些未分解的蛋白質在體內慢慢發酵、酸化，甚至產生毒性物質。

因此，平常少吃蔬果，又喜歡大魚大肉的人，須額外補充酵素，除了能幫助人體代謝蛋白質，確保食物的消化吸收，同時還能將酸性體質調整為鹼性。

而近年來還出現奈米化的營養醫學等級酵素，是採用來自無汙染的巴西自然遺產保護區的高活性水果，經過酵素的二級發酵後，利用醋酸菌的作用，進行六個月的三級發酵，不僅能保持酵素活性，還添加了天然益生菌等成分，屬於頂級酵素。此外，第三代奈米級的營

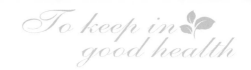

養醫學等級酵素，含眾多植物有機酸、生物類黃酮及三千多種活性酶，可改善腸道菌叢生態，促進營養的吸收代謝，使我們從內而外煥發青春活力，以維護腸道健康！

解救毒腸子的排毒食物TOP10

日常生活中，許多天然食物的特有成分與功效，就具有解毒、排毒的作用。在三餐裡，我至少會有一餐含下列其中一項食物，大家不妨適量加入這些食材於餐點中，對於掃除腸道廢物，拯救閃紅燈的肌膚有良好效果！

排毒好物❶

綠茶

綠茶除了能提神醒腦、消暑解渴，還有幫助消化、利尿排毒的作用。茶葉中富含的生物性物質——茶多酚（Tea Polyphenols），又稱「茶鞣」或「茶單寧」，是一種天然抗氧化劑，有消除活性氧自由基，抵抗衰老，預防動脈粥狀硬化，抑制癌症等作用，同時還能阻止放射性物質侵入骨髓，因此又被稱為「輻射剋星」。

推薦用法 綠茶可搭配玫瑰、茉莉、薰衣草、洋甘菊等作為日常保健茶飲。為了保存茶葉中的維生素C及有效成分，沖泡時不要用100℃的沸水，最好是60~70℃的開水，加蓋燜約3分鐘即可。

排毒好物❷

綠豆

綠豆有清熱解毒，消暑利尿，降火除煩與解渴的作用，而中醫也經常以綠豆解除食物或藥物的毒素。許多人在吃過油膩、煎炸、燥熱的食物後，容易出現皮膚搔癢、暗瘡、痱子的徵狀，此時吃綠豆可排解多種毒素，並降低膽固醇。食用綠豆除了能排出體內毒素外，還有養顏美容，補充優質蛋白的作用。

推薦用法 綠豆非常適合搭配薏仁、小米煮成湯品或粥品，尤其是夏天食慾不佳，又容易中暑，可經常飲用綠豆湯來緩解。然而，綠豆烹煮時間不宜過長，以免有機酸、維生素受到破壞而降低效用。

排毒好物❸

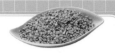

薏仁

薏仁所含豐富的膳食纖維，可促進體內血液及水分的新陳代謝，有利尿、利水的作用。而薏仁也能促進體內血液循環、代謝水分，以改善水腫型肥胖，是減重的最佳聖品。不過，孕婦、生理期女性應盡量避免食用，以防子宮收縮造成流產、痛經。薏仁含有維生素B1，可改善粉刺、淡化斑點與青春痘，有預防肌膚粗糙、美白的效果。

推薦用法 薏仁搭配紅豆、紅棗煮成湯品，是良好的補益佳餚，不僅能改善下肢水腫，又可補氣補血。如果加入山藥、芡實等食材，還有補益脾胃的功效。

排毒好物❹

蘋果

蘋果中的果膠能幫助身體釋放重金屬、化學物質和其他毒素到血液裡再排出體外，有淨化身體的功效。此外，蘋果富含維生素B1、維生素B、維生素B5、維生素C及胡蘿蔔素，是進行體內環保、減重塑身、改善便祕或腹瀉者的最佳食物。且蘋果中的鋅，與記憶構成有密切關係，故多吃蘋果能提升記憶力，有助於學習與工作。

推薦用法 蘋果適合生吃或熟食，每週吃3~5顆蘋果，不僅能排毒減重、養顏美容，還可改善過敏、高血脂、痛風等問題。

排毒好物❺

胡蘿蔔

胡蘿蔔含豐富的胡蘿蔔素、維生素B1、維生素B2、葉酸、多種氨基酸、木質素、葡萄糖、果膠、纖維素、蛋白質、硼、鈣、磷、銅、鐵、氟、錳等。與蘋果一樣，是非常好的排毒食物，不僅能加速代謝體內的汞離子，還適合因使用含鉛、汞超標產品所引起的黃褐斑、蝴蝶斑等皮膚問題。

推薦用法 胡蘿蔔雖可做成生菜沙拉、蔬菜棒或榨汁，但炒熟胡蘿蔔能提升胡蘿蔔素的吸收率，故熟食為佳；而因胡蘿蔔性涼，所以脾胃虛寒者不宜生吃。

排毒好物❻

洋蔥

洋蔥可理氣和胃，健脾消食，能促進腸胃蠕動，加強消化能力，有發汗散寒、消水腫的作用。洋蔥富含硫化合物，能排除體內農藥等不良物質，其所含環蒜氨酸和硫氨基酸可降低血脂，對肝臟特別有益。此外，洋蔥表皮的揮發油有抑菌作用，能殺死金黃色葡萄球菌、白喉桿菌，可預防腸胃炎與腹瀉。

推薦用法 洋蔥適合生食或熟食，常運用在漢堡、三明治夾層，或製成沙拉、湯品、拌炒，亦適合與肉類一起燉煮，可消解各種高脂肪肉類的油膩感。

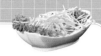

排毒好物❼

芽菜

　　芽菜泛指各種作物的幼苗，例如綠豆芽、黃豆芽、苜蓿芽等，芽菜營養價值高，1公克芽菜的蛋白質含量約等於4公克的肉類蛋白，不僅含有粗蛋白、氨基酸、維生素及鈣、鉀、鐵等礦物質，更富含活性酵素，可預防便祕、貧血。而芽菜因容易產生飽足感，適合排便不順、肥胖者食用，可作為肉類蛋白質的替代來源。

 推薦用法 苜蓿芽除了用於生菜沙拉外，還可淋上無糖優格、水果醋、蜂蜜、堅果、果乾等來增加風味。而綠豆芽、黃豆芽則適合拌炒，或汆燙後與海帶芽、海藻製成涼拌菜食用。

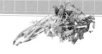

排毒好物❽

香菜

　　香菜又稱「胡荽」，是最能排除汞、重金屬和其他有毒汙染物的溫和解毒劑。《本草綱目》認為：「胡荽辛溫香竄，內通心脾，外達四肢，能辟一切不正之氣。」說明香菜具有抗菌特性，能迅速改善病症感染和炎症的發生。而香菜富含維生素C，一般人食用7~10克香菜葉就能滿足人體對維生素C的需求。

 推薦用法 一般香菜多用於烹調輔料，以增加菜餚香氣，或可與蔬果一起榨汁，甚至是加入醬油等作為蘸料，用以搭配汆燙後的海鮮或肉類。

排毒好物❾

菇類

　　菇類有透發麻疹、解毒、益胃、清熱化痰的功效；且菇類含有豐富的粘多醣體、蛋白質、纖維質、礦物質等，可抗癌、排毒，是高蛋白、高纖維、低脂肪的高營養價值食物，多吃菇類容易有飽足感，是減肥的良好食材。而菇類的味道鮮美、香甜，能促進食慾，且烹煮也相當方便。

 推薦用法 各種菇類都適合煮成湯品、炒菜或是當作火鍋配料，也可汆燙後搭配木耳、海帶芽等製成涼拌菜；而煮飯時加入少許鴻喜菇，就成了美味又兼具排毒作用的鴻喜菇燉飯。

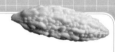

排毒好物❿

苦瓜

　　苦瓜味道甘苦，中醫認為苦入心，所以苦瓜是清熱、袪心火，解毒、明目，補氣益精、止渴消暑的良好食材。苦瓜含有抗癌效果明顯的活性蛋白質，能激發體內免疫系統的防禦功能，增加免疫細胞活性，清除體內有害物質。苦瓜雖口感略苦，但餘味甘甜，女性應多吃，有亮顏美肌，順調經血的效果。

推薦用法 苦瓜生食可做成生菜沙拉、榨汁，亦可汆燙後做為涼拌菜；而苦瓜若搭配肉類清炒、煮湯，或是製成苦瓜鑲肉等料理，可同時增加蛋白質的攝取。

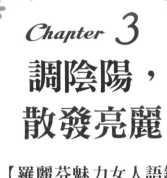

Chapter 3
調陰陽，
散發亮麗

【羅麗芬魅力女人語錄】
～千萬不要做三心女人～

NG！在家裡放心！

NG！看起來噁心！

NG！想起來傷心！

陰陽，不僅與天地萬物有關！
體內陰陽是否平衡，更關乎你的健康與外貌！
希望素顏也能大方見人，那你絕對要陰陽調和！
學著總裁循經按摩，解毒五臟，
還你水亮美顏！

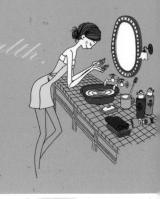

養身，就在平衡體內陰陽的翹翹板

Environmental protection of human body.

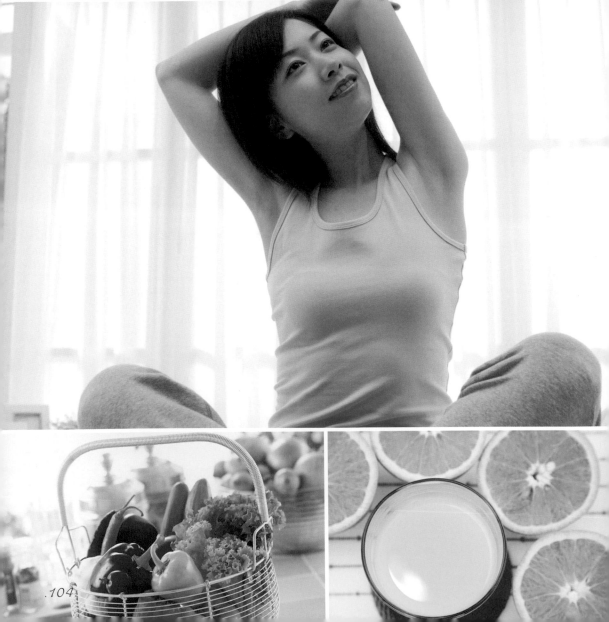

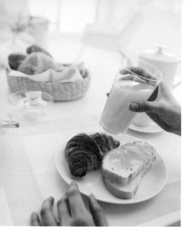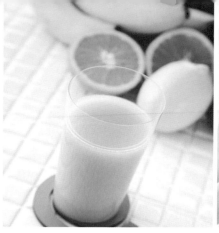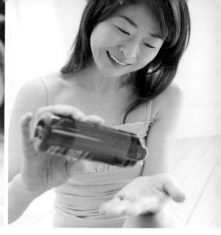

所謂「健康」就是維持體內調和、平衡的狀態，如果打破這種平衡，就會像被破壞的大自然一樣，開始出現氣候暖化、動植物生長失序等問題。同樣地，健康失衡也會併發一些小毛病，例如過敏、常態性感冒、疲倦等。

一旦健康拉起警報，外表皮膚也會因此出現如過敏、搔癢、斑疹等徵狀，甚至讓肌膚提早老化，容易顯老！近年來，聽到許多人因為過勞而猝死，雖說這些人平常看起來很有精神，但其實體內的健康翹翹板早就出現不穩定的現象，只要稍不注意，疾病將來得又急又快，甚至危及我們的生命。

現代人因生活壓力大、步調緊張，再加上運動量不足，飲食習慣不良，體內陰陽很容易失衡，以致於體質發生改變，進而影響臟腑機能，衍生疾病！

陰陽失調，健康也跟著失衡

中醫對於健康所下的定義是「陰陽平衡」，意即體內環境須維持和諧、對立、統一的狀態，並同時保持人體與外界的穩定。

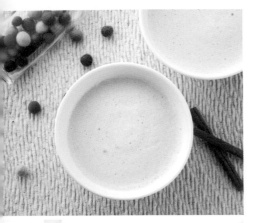

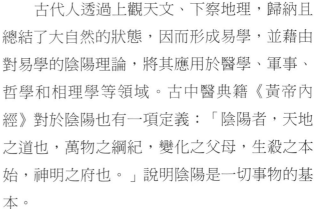

古代人透過上觀天文、下察地理，歸納且總結了大自然的狀態，因而形成易學，並藉由對易學的陰陽理論，將其應用於醫學、軍事、哲學和相理學等領域。古中醫典籍《黃帝內經》對於陰陽也有一項定義：「陰陽者，天地之道也，萬物之綱紀，變化之父母，生殺之本始，神明之府也。」說明陰陽是一切事物的基本。

古代醫學家在長期的臨床醫療實踐上，也將陰陽理論廣泛運用於醫學領域，例如解釋人體的組織結構、生理功能及病理變化，以及指導疾病的診斷和治療，因此陰陽五行理論對於中醫學理論體系的形成和發展，有著非常深遠的影響，可說是中醫學理論的一切依歸。

太極圖中的陰與陽

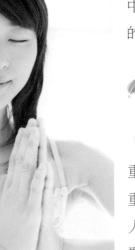

我們經常看到太極圖上，有「陰」與「陽」的區分，就像是天平兩端的砝碼，必須重量相當，才能維持平衡，一旦一端過輕或過重，天平便會傾斜，陰陽狀態也就遭到破壞，人便開始生病。因此，想要擁有健康體質與美麗外表，必須調和陰陽，才能百病不侵。

一般來說，「陰」與「陽」是古人用以闡

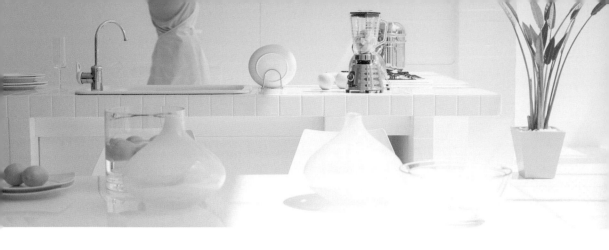

　述天地生成、變化，以及萬物的運行法則，同時也是生命變化的規律。我們從太極圖上可以發現，陰與陽分別用一黑一白來代表，這表示他們是分屬兩種不同的性質，彼此之間雖相互對立，但卻又相互包容，這可從黑魚中有白點，白魚中有黑點看出，意即陰中有陽，陽中有陰；而陰與陽在同一個圓裡，彼此互相制約，卻又相互協調合作。

　　總而言之，陰陽代表一切事物的最基本對立面，雖看似複雜，但只要了解陰陽的基本屬性，就能大致區分出來。當你發現宇宙一切事物都可以一分為二時，便簡單許多，而陰陽之中也可再分陰陽，因此所有事物不僅沒有那麼絕對，且變化無窮！

　　而太極圖中的黑與白，就像是兩條黑魚與白魚互相依偎，中間形成了一條完美的S曲線，代表著陰與陽是一種可變動的狀態，它們之間的位置不斷變化，說明彼此間的存在是一種「動態平衡」，而這對我們的健康尤其重要，意即當我們在調理體質時，其可變動的狀態，表示是可逆轉的，就像我們希望朝向健康、美麗的目

標邁進時，應讓原先偏向疾病端的區塊往健康端移動，也就是逆轉「亞健康」，逆轉「老化」的思維。

由此可知，恢復健康、美顏的契機，就是把失衡的陰陽調理正常，意指將人體天平上的陰陽砝碼調整到一致的狀態，因為陰陽一旦失衡或所在位置不對，人就會生病、早衰，甚至死亡。所以，養生的目的在於維繫生命活力，穩定體內的陰陽平衡。

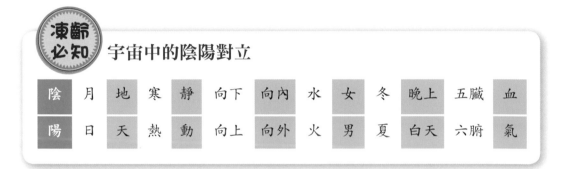

凍齡必知　宇宙中的陰陽對立

陰	月	地	寒	靜	向下	向內	水	女	冬	晚上	五臟	血
陽	日	天	熱	動	向上	向外	火	男	夏	白天	六腑	氣

如何算是陰陽平衡？

「陰陽平衡」就是陰陽的消長、轉化並維持衡定，既不過於亢盛也不過於偏衰，呈現一種協調狀態。簡單來說，就是「中庸」，過與不及皆不好！

以中醫理論來說，陰陽平衡必須包含氣血平衡、臟腑平衡、寒熱平衡，也就是西醫所指內在環境的「恆定」，在人體的外形表現上，應符合精力充沛、氣血充足、容光煥發、生命力強、抗壓性高、生理正常等條件，才是符合陰陽平衡的狀態。

俗話說得好：「能吃、能睡、能排就是健康！」我們吃進去的食

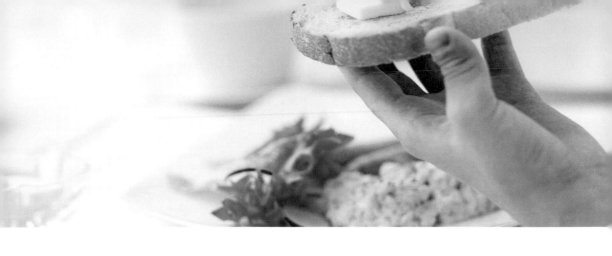

物，除了能在體內良好的吸收外，也要有正常代謝，並必須兼顧優質的睡眠來修補每天運作的器官，以維持陰陽的恆定。

而陰陽平衡不僅止於身體狀態，還包含了人與自然界的平衡，所以中醫強調我們要因時、因地養生。也就是說，人們要隨著大環境以及季節、氣候的變化來調整養生策略。

即「春季養肝」、「夏季養心」、「秋季養肺」、「冬季養腎」，同時還要依照我們生活的地理環境來調整，多吃在地食物。

舉例來說，我經常來往於不同國家，雖受制於當地時差、氣候、生活環境等各種變化因素，但我不會背道而馳，反倒是順應自然節律，配合環境、時間、飲食來做調整，盡量讓身體適應當地生活。

細胞，是調和陰陽的基本色

身體就像是一個宇宙的縮小版，各臟腑器官間都維持著恆定與平衡，才能讓生理機制正常運作，而這必須從最基本的「細胞」開始。

細胞是生命的基本單位，不同的細胞構成不同的組織，其組織又組合成各種器官，而功能相似的器官又會構成不一樣的系統，像是神經、內分泌、免疫、循環、呼吸、消化、泌尿、生殖等系統。儘管各個系統各司

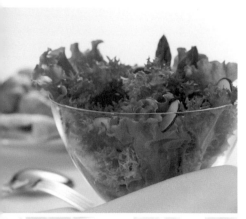

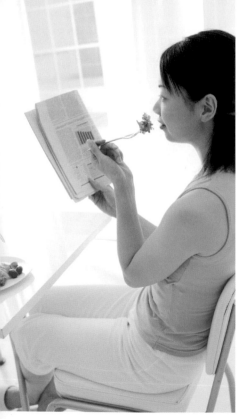

其職，卻又彼此相互聯繫、相互制約、相互協調，其共同目標就是維護人體環境的平衡。

身體裡的細胞有大有小，數量約莫60~100兆，每個細胞都要攝取由食物轉化而成的營養素，同時還要排出代謝物，所以每個細胞都可視為單獨的生命體，對我們的健康來說相當重要。

這就好比我們的腸道不通（車禍交通堵塞），會造成宿便（車流回堵），而宿便會因腸道壞菌慢慢釋放毒素，使得毒素回流到血液並循環全身。而細胞也是如此，假使細胞的新陳代謝受到阻滯，毒素就會進入細胞內部，致使細胞病變，甚至癌化。

因此，保護每個細胞的健康，必須從體內環保做起，唯有淨化人體環境，細胞才得以生存，使營養素的吸收及運作效能達到最大化，保持人體的最佳狀態。

五臟若中毒，健康是黑白的！

在第二章有提到，身體產生的毒素會危害健康。但從中醫角度來看，其「毒」的定義與西醫有些不同。即凡是不能及時排出體外，且

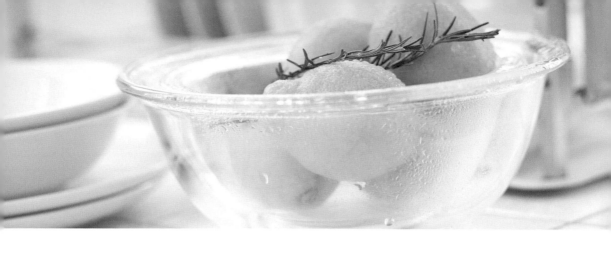

對身體、精神（心理）會產生不良反應者皆屬毒，像是「**水濕、痰飲**」都是致病的毒素。這些毒素若留存體內，就會傷害五臟六腑，而臟腑中的毒素一旦累積過量，則其所管理的皮膚、筋骨、肌肉、關節、神經也會受到拖累，那麼提早老化、生病必然是顯而易見的情形！

　　而中醫的五臟六腑也能根據屬性分為陰陽兩類，即五臟為陰、六腑屬陽。而肝、心、脾、肺、腎五臟又有陰陽之分，這就是中醫陰陽學說中的玄妙之處。

　　此外，《黃帝內經》有云：「夫自古通天者，生之本，本於陰陽。」足以說明「陰陽」涵蓋的範圍既廣且深，而人體與宇宙萬物既是由陰陽組成，便代表天地陰陽若達到平衡，則自然環境就能平和、安全；人體也是如此，唯有內在環境恆定，人自然才會健康美麗。所以，在「通經絡」、「清百毒」之後，「調和陰陽」便是凍齡回春的重點課！

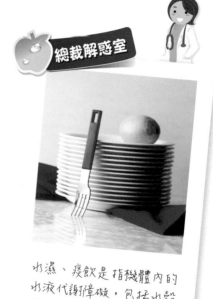

總裁解惑室

水濕、痰飲是指機體內的水液代謝障礙，包括水穀精微物質不能正常轉化所形成的病理產物。

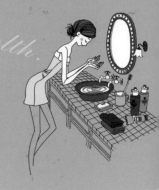

你的五臟中毒了嗎？

Environmental protection of human body.

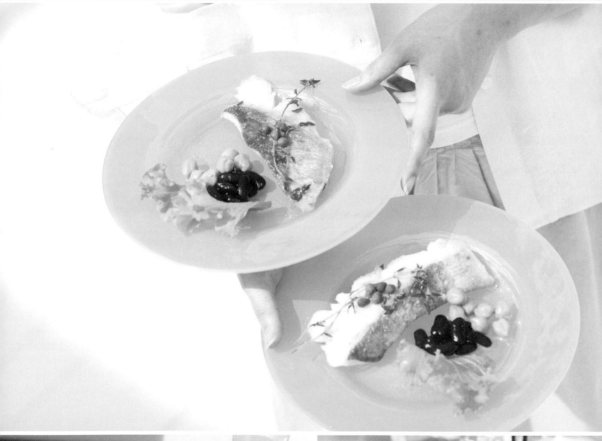

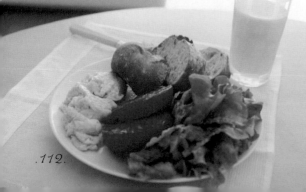

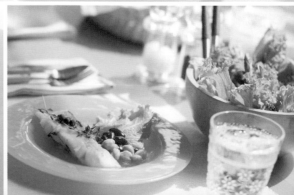

　　許多人常問我，生活在這種充滿汙染的環境中，怎麼可能完全不接觸到毒素？沒錯！這的確是不可能的事，但你會發現，在一樣的環境裡，為什麼有些人特別容易生病，有些人卻身體健壯、百毒不侵，這除了跟每個人先天體質的強弱有關，後天保養也佔了絕大因素。

　　如果你注重良好的生活習慣與均衡飲食，那麼你的排毒能力就會增強；相反地，如果你經常大魚大肉、遍嚐美食，又喜歡當夜貓族，那身體的循環與代謝作用當然會變差。

　　因此，透過我們身體平時出現的徵兆與精神狀況，除了能了解體內毒素的累積程度外，還可判斷是哪個臟腑遭受入侵，藉此加強排毒！

五臟毒素自我檢測

　　請根據平時的身體情況勾選下列選項，如果某個臟腑特別多，表示你須特別留意其健康情形，並多進行該臟腑的排毒工作！

肝／膽

- ☐ 臉色偏向青色，像覆蓋一層灰塵。
- ☐ 眼睛容易疲勞、酸澀。
- ☐ 視力減退。
- ☐ 指甲表面凹凸不平，有稜線或凹陷。
- ☐ 指甲脆弱，容易斷裂。
- ☐ 小腿經常抽筋或筋骨酸痛。

☐ 月經前容易乳房脹痛。
☐ 情緒較不穩定，易怒且抑鬱。
☐ 經常頭痛、偏頭痛。
☐ 記憶力減退。
☐ 經常肩膀僵硬。

 心／小腸

☐ 臉色蒼白或蠟黃，黯淡沒有光澤。
☐ 舌頭或嘴唇的顏色很淡。
☐ 經常嘴破、口角炎、舌頭潰瘍。
☐ 經常感覺心悸、胸悶、喘不過氣。
☐ 容易手腳冰冷。
☐ 容易健忘，且記憶力、思考力減退。
☐ 容易感覺疲倦、嗜睡。
☐ 入睡困難、淺眠、多夢。
☐ 經常容易出汗，如手汗、胸口出汗。
☐ 個性較急，容易煩躁、焦慮、緊張。
☐ 左側肩胛骨一帶出現僵硬。
☐ 額頭容易長痘痘。

脾／胃

☐ 臉部泛黃，缺乏光澤。
☐ 容易感覺疲勞、乏力，不喜歡活動。
☐ 經常覺得腹脹、食慾不振。
☐ 大便不成形，容易腹瀉。

- [ ] 下半身容易水腫，特別是傍晚時分。
- [ ] 經常有口臭，嘴裡經常又乾又黏，不喜歡喝水。
- [ ] 嘴唇四周容易冒痘痘。
- [ ] 經常出現皮膚搔癢、濕疹等情形。
- [ ] 眼尾、嘴角、臉頰下垂鬆垮。
- [ ] 女性經常有白帶問題。
- [ ] 不喜歡與人交往，喜歡宅在家，個性內向。

 ## 肺／大腸

- [ ] 臉色白，臉頰泛紅。
- [ ] 皮膚脆弱，容易過敏（尤其是季節轉換之時）。
- [ ] 月經期間，容易長痘痘。
- [ ] 季節轉換時，容易出現打噴嚏、流鼻水、鼻塞等過敏症狀。
- [ ] 經常便祕或拉肚子。
- [ ] 容易感冒。
- [ ] 個性較悲觀，容易莫名悲傷、想哭。
- [ ] 容易流汗，尤其入睡時盜汗更嚴重。
- [ ] 頭髮脆弱易斷，粗糙無光澤。
- [ ] 臉部或全身有浮腫情形。

 ## 腎／膀胱

- [ ] 頭髮容易斷裂，或有掉髮、長白髮的情形。
- [ ] 容易口渴。
- [ ] 手腳容易冰涼。
- [ ] 臉部、手腳容易水腫。

☐ 容易疲倦，體力、精神欠佳。

☐ 晚上不易入睡、淺眠。

☐ 有頻尿、多尿、尿急等情形。

☐ 記憶力、思考力較差。

☐ 月經量稀少，經血顏色較淡。

☐ 經常有耳鳴、頭暈眼花等問題。

☐ 容易感覺腰酸背痛。

五臟毒素如何排除？

根據中醫「實則瀉其子，虛則補其母」理論來看，人體臟腑的病理表現，可透過經絡循行反映在特定部位，並透過這些外在表現，來判斷體內病況，藉由經絡的疏通、五行養生，再搭配正確作息，來改善健康。

調「肝/膽」，氣血暢通

以下為肝/膽（木行）的排毒法則：

* 作息規律，不熬夜，每天至少睡足7小時。

* 避免攝取油膩、油炸類食物。

* 若有抽菸、喝酒的習慣，應戒菸、戒酒。

* 多吃深色食物，尤其是深綠色、深黃色、深紅色
  等蔬果。

* 每天運動30分鐘以上，保持氣血暢通，以防
  氣滯血瘀。

* 保持每天心情愉快。

* 每天按摩或輕敲肝經、膽經，保持經絡疏通。

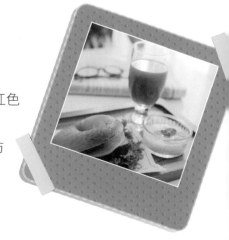

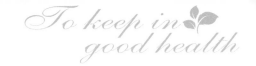
🌿 護「心/小腸」，火氣不旺

以下為心/小腸（火行）的排毒法則：

* 避免吃燥熱、辛辣、刺激性食物。
* 避免吃過多冰品及寒涼屬性食物。
* 每天至少做30分鐘以上的有氧運動，幫助血液循環。
* 保持心情愉快，維持情緒穩定。
* 多吃清熱利水的食物，如綠豆、薏仁、冬瓜、蓮子等。
* 應維持作息規律，中午可適度休息30~45分鐘，但時間最好不要過長。
* 每天按摩心經、心包經、小腸經等循行部位。

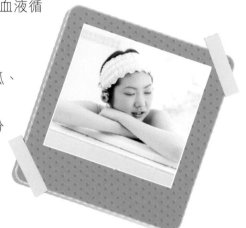

🌿 保「脾/胃」，消化吸收佳

以下為脾/胃（土行）的排毒法則：

* 避免吃油膩、甜食或難以消化的食物。
* 飲食宜清淡。
* 多吃全穀類食物。
* 保持固定排便習慣。
* 每週泡澡2~3次至排汗（流汗），以幫助排出體內水濕及代謝物；但須注意若是沒有泡到出汗，則只會促進體內循環而無排毒效果。
* 每天運動30分鐘以上，可使血液流動加快。
* 每天笑口常開，維持愉悅心情。
* 避免久坐，每40~50分鐘應起身活動。
* 每天按摩或輕刮脾經、胃經等循行部位。

養「肺/大腸」，皮膚水嫩

以下為肺/大腸（金行）的排毒法則：

* 避免辛辣、燥熱食物。
* 須戒除菸酒習慣。
* 經常做腹式深呼吸及擴胸動作。
* 養成定時排便習慣，保持腸道暢通。
* 每天須進行30分鐘以上的運動。
* 修身養性，避免經常動怒。
* 做好肌膚清潔工作，每天都要徹底卸妝、清潔臉部肌膚。
* 每天按摩或輕刮肺經、大腸經等循行部位。

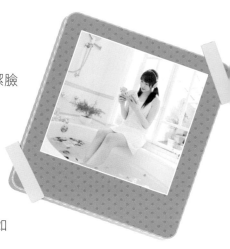

濾「腎/膀胱」，做好體內環保

以下為腎/膀胱（水行）的排毒法則：

* 多吃深色食物，尤其是深紫色、黑色食物，如芝麻、桑葚、黑木耳等。
* 避免過度勞累，且腦力、勞力及房事都不宜過度。
* 每天喝1800~2000c.c.以上的開水。
* 不憋尿，經常上廁所。
* 應保持每天運動的習慣。
* 每天維持平和的心情。
* 每天按摩腎經、膀胱經等循行部位。
* 每週泡腳3~5次，以利循環。

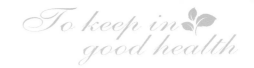

五色食物修補五臟

臟腑	食物顏色	推薦食物	內含營養素	主要功效
肝	青色入肝，應多吃綠色食物。	常見的綠色食物有菠菜、青花菜、芹菜、韭菜、蔥、油菜、香菜、空心菜、茼蒿、芥藍、青江菜等。	綠色食物富含葉綠素、維生素C、胡蘿蔔素、葉酸和鈣、鉀、鎂等。	多吃綠色蔬菜，有強化、保護肝臟的作用。
心	紅色入心，應多吃紅色食物。	常見紅色食物有紅辣椒、紅莧菜、番茄、紅棗、紅薯、山楂、蘋果、草莓、西瓜、葡萄、紅豆等。	紅色食物大多含有茄紅素、胡蘿蔔素、維生素B群、C、A及鈣、鉀、鐵、鋅等營養素。	紅色食物可增強心臟功能，預防心血管疾病。
脾	黃色入脾，應多吃黃色食物。	常見黃色食物有胡蘿蔔、黃豆、南瓜、杏、柳橙、柑橘、玉米、番薯等。	黃色食物富含葉黃素、胡蘿蔔素、維生素B群、D與鈣、磷、硒、鋅等營養素。	黃色食物可健脾益胃，提高脾臟生化氣血的功能。此外，還有強化免疫力、保護胃腸黏膜的功效。
肺	白色入肺，應多吃白色食物。	常見白色食物有山藥、白米、冬瓜、甜瓜、奶類、百合、蘑菇、竹筍、薏仁、銀耳等。	白色食物含醣類、蛋白質、維生素B群、鈣、鉀、硒等營養素。	多吃白色食物有益氣保肺的作用。
腎	黑色入腎，應多吃黑色食物。	常見的黑色食物有海參、海帶、紫菜、紫米、烏骨雞、黑芝麻、黑木耳、黑棗、核桃仁、淡菜、墨魚等。	黑色食物富含蛋白質、鈣、磷、鋅、硒等營養素。	黑色食物可養腎固精，並有強壯筋骨，協助生長發育的作用。

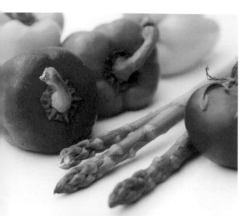

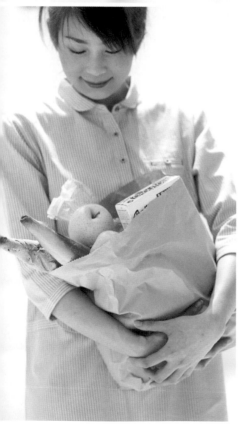

除了實施中醫的五臟排毒法則，人體營養素的充足與否，亦關乎臟腑、器官的健康，以及毒素的清除程度，上表所介紹人體不可或缺的微量元素，可加強瀉毒、補養細胞的作用，供讀者參閱！

由內而外調養體質，散發亮麗

我身邊的許多朋友經常抱怨，因為工作關係，需要輪班或加班，導致日夜作息顛倒而出現臉色蠟黃、暗沉、斑點，或時常感到肩頸僵硬、腰酸背痛、頭痛、頭暈、下肢浮腫，以及情緒低落、壓力大、易怒等情形，女性甚至出現月經紊亂、痛經或提早停經等問題，而這些生理、心理的異樣都是讓健康亮起紅燈的原因，故此時必須擬定一系列的健康計劃，由內而外實施全方位調養！

計劃一：合理膳食

《黃帝內經》談到：「飲食不節，起居不時者，陰受之。陽受之則入六腑，陰受之則入五臟。」這句話是說，人的飲食必須有所節制，如果飲食不規律、調配不當，對健

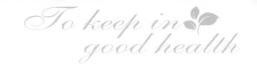
康將有嚴重影響。

　　中醫認為脾胃為後天之本，食物進入體內，經過脾胃的消化吸收，才能供給全身細胞組織與器官使用，故食材內容不僅會影響脾胃功能，更牽涉到細胞裡的營養素充足與否。

　　根據中醫的季節養生規律，飲食的五味必須配合四季來調整，例如春季要多吃酸性食物，夏季要多吃苦味食物，秋季要多吃辛味食物，冬季則要吃口味稍鹹的食物，讓身體配合當時季節與環境，選擇合適的食物養生。

合理膳食要點

❶. 定時用餐：三餐時間規律，早餐須在起床後30分鐘~1小時內食用完畢，晚餐與入睡時間則要間隔3小時以上為佳。

❷. 三餐定量：適量分配三餐，即「早餐：午餐：晚餐」的熱量比例，最好是30~35：40：25~30。

❸. 營養素均衡攝取：三餐都要有蛋白質、脂肪和碳水化合物等三大類營養素，並包含六大類食物，即全穀類、豆蛋魚肉類、蔬菜類、水果類、油脂、奶類，但切忌偏食。

❹. 細嚼慢嚥：不暴飲暴食，每餐至少吃30分鐘，每餐以八分飽為宜。

❺. 主食搭配合宜：主食要粗細糧相互搭配。

❻. 少吃脂肪類食物：應減少動物性脂肪攝取，以免增加身體負擔。

❼. 飲食要清淡：飲食應以少油、少鹽、少糖、高纖等四大原則為主。

❽. 每天5蔬果：每天至少食用5份以上的蔬菜水果。

❾. 補充蛋白質：多吃豆類製品來取代動物性蛋白質。

計劃二：適量運動

現代人多是久坐少動的生活型態，故在缺乏運動量的情況下，常會衍生出各種慢性疾病，甚至是提早老化。為了維持健康體態與外貌，我每天都會嚴格要求自己必須達到30分鐘的運動量，除了能預防疾病、消除疲勞外，還能促進新陳代謝，暢通氣血與經絡，對我來說，是維持健康與水亮肌膚的關鍵要點。

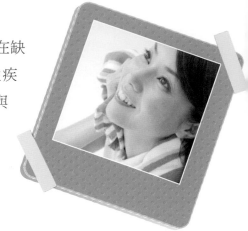

運動項目與時間可根據個人體力、耐力及客觀條件進行微調，最重要的是「持續」。即便每次只做10分鐘，但一天若能累積30分鐘的運動量，就有提升心肺功能的作用，切記不要三天打魚兩天曬網，或是只當週末運動員，久久才進行一次，如此將有害健康。

這就好比我每天會利用零碎時間來運動，比方上下班通勤時，提早一站下車走路回家；或是將車停遠一點，多走20分鐘的路程；此外，我每天還會做一點家務；吃完飯後，起身散步幫助消化；晚上也會到公園快走、慢跑等，這些都是有益身心的運動。

在此也要告誡愛美女性，絕對不可久坐，一定要找機會多動一動，建議每隔一段時間起身上廁所、倒水、送文件、影印等，藉此活絡身體細胞。並且，每次坐著的時間，切勿超過50分鐘，除了能避免血液囤積骨盆腔，防止盆腔炎或不孕外，還可改善下肢水腫、靜脈曲張的情形，最重要的是能預防臀部肥大！

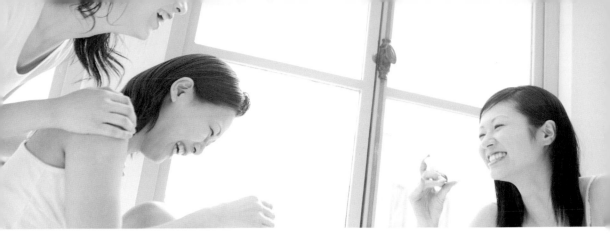

計劃三：起居規律

《黃帝內經》有云：「人與天地相應。」意即隨著四季氣候的變換，有春生、夏長、秋收、冬藏的變化。根據中醫順應四時養生的原則來看，人在春夏之時，應配合大自然來保養陽氣；秋冬之時，則保養陰氣。所以，古人有「春夏養陽，秋冬養陰」之說，也就是我們起居作息、飲食內容，都要根據季節、氣候的變換來調整。

依照《黃帝內經》的養生理論，春夏的起居時間要「夜臥早起」，秋季是「早臥早起」，冬季則是「早臥晚起」。雖然現今社會無法按此規律生活，但我們仍要掌握作息正常、不熬夜、不賴床等三大主軸，使生理時鐘能符合常規運作。

而女性要維持吹彈可破的肌膚，熬夜、睡眠不足便是最大天敵！與其在臉上塗抹一堆遮瑕膏，還不如睡個美容覺！最好的入眠時間是晚上10:30到早晨6:30，並且每天晚上11點以前一定要上床睡覺，最好在12點以前進入熟睡期，應睡足6小時以上但不超過8小時，因為睡得不足（6小時以下）或是過多（8小時以上），都會使內分泌紊亂，易造成肥胖。故睡得恰到好處，才能補充人體能量，恢復陰陽平衡。

計劃四：戒菸限酒

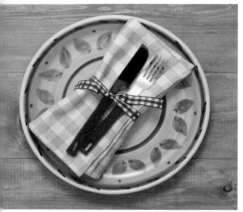

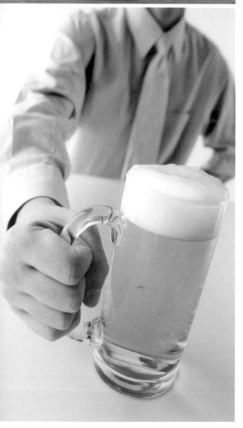

根據調查指出，抽菸喝酒已被證實與許多慢性疾病有關，尤其是心腦血管疾病、癌症、肝臟疾病、肺部疾病、不孕等，故戒菸及限制飲酒是維護健康的重要原則。

而愛美女性更要注意，抽菸喝酒除了傷害我們水嫩的肌膚外，菸害（包括二手菸、油煙等）也具有同樣效果，所以自己即使不抽菸，也應遠離這種環境；若本身有菸癮，則務必限制在每天5支以內。

而我經常也被人問到：「適量喝點酒（尤其是紅葡萄酒）不是能夠幫助氣血循環，還有美容效果嗎？」但事實上，經常性飲酒，會使體內對於酒精的代謝速率變慢，減弱肝臟的排毒功能，因此我不建議長時間或突然大量喝酒，尤其是酒精濃度過高的白酒（如高粱）。而每天的飲酒量也不宜超過15克酒精，相當於60~100c.c.葡萄酒或0.5~1瓶啤酒的容量。

計劃五：心理平衡

《黃帝內經》有云：「怒則氣上，喜則氣緩，悲則氣消，恐則氣下。」由此可知，情緒的起伏會影響人體氣機變化和生理活

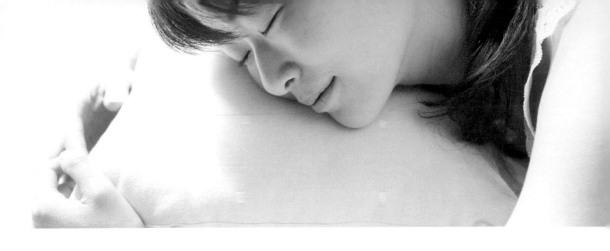

動，尤其當情緒反應過度激烈時，對健康將產生負面影響。

　　現今醫學證實，心理會直接影響生理機能。而你一定也有過這樣的經驗，有些人參加重要約會、面試、考試，一緊張就頻頻跑廁所，這些都是因情緒波動使得荷爾蒙分泌產生變化，進而影響生理狀況。因此，隨時保持心情穩定，不要過分激動、緊張、焦慮，特別是女性有經、胎、產的生理功能，因受到內分泌系統的控制，一旦荷爾蒙分泌混亂，就會產生健康問題，例如月經失調、痛經、不孕、乳腺炎、乳腺癌、子宮頸癌等。

　　情緒變化確實會影響女性的氣血陰陽，故必須學習調控自己的EQ，做一個三養女人——修養、涵養、保養。俗話說：「遇到事情要面對、接受、處理、放下，對於負面情緒和不愉快的事情，要學習儘快處理並忘記。」所以，懂得控制自己情緒、不會大喜大怒者，平時一定是加強修養，以更理智、冷靜的態度來面對一切。

　　此外，對待別人還要寬容，同時培養正知、正念的積極觀念，主動參與各種社會活動，讓自己從社交相處中樹立自信及人際關係，並且杜絕得過且過的觀念，培養多一點興趣，讓自己的心胸視野更開闊！

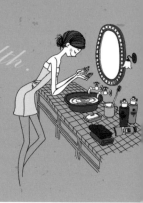

To keep in good health.

調陰陽，循經按摩DIY

Environmental protection of human body.

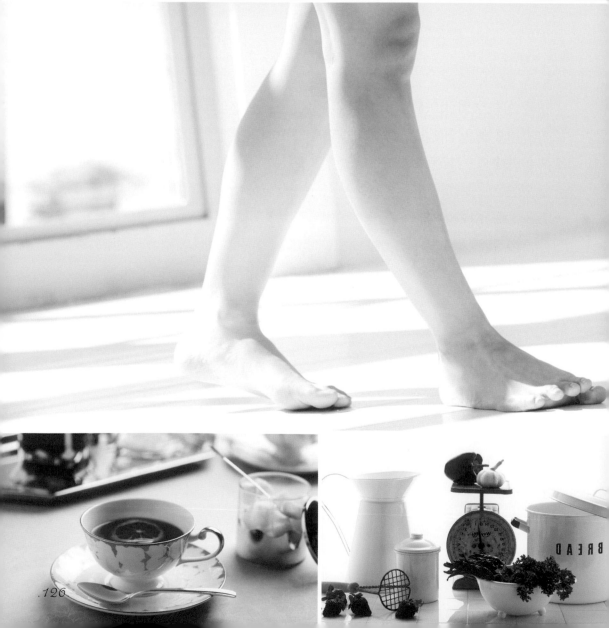

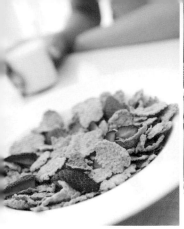
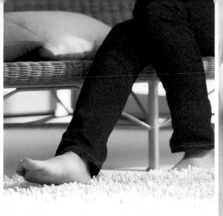
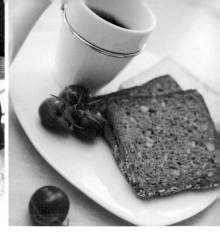

按摩經絡，人體陰陽趨於平衡

　　經常在家自我按摩，是調理人體陰陽最經濟實惠的方式。由於人體經絡都有對應的臟腑，故透過按摩、暢通經絡，可調節身體中的陰陽狀態，使其趨於平衡。

　　另外，按摩經穴不僅能疏通阻塞的通道、維護臟腑健康，還有養顏美容、消脂瘦身的功效。

　　一般來說，長期待在辦公室的上班族，在缺乏運動的情況下，很容易出現腰腹肥胖、下半身水腫等問題，若能在沐浴或睡前，敲打或推揉小腿內側的脾經，可舒緩腿部腫脹、沉重之感，並有纖細小腿、預防衰老的作用。

　　坊間美容機構常有舒緩全身經絡的按摩課程，旨在防止經絡堵塞、促進氣血循環、調理人體陰陽的作用；而經營美容事業的我，當然也專精於自我按摩，故時常在家進行經絡疏通，對美顏、塑身頗具功效。

　　其實，每天只要5~10分鐘，針對肝經、心經、脾經、肺經、腎經按摩（詳見P.128），即能防止經絡淤堵，讓肌膚水嫩亮麗，維持玲瓏有致的S曲線！

保肝按摩，解鬱兼排毒

經常按摩人體肝經的循行路線，不僅能疏通肝氣，還可防止情緒鬱悶、改善煩躁與愁苦情緒！

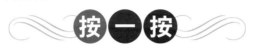

按一按 保肝解悶氣

沐浴結束後，每天按摩**3～5**次　★ 額外效果：纖細腿部曲線

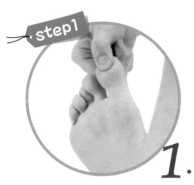

1. 手按足大趾
・先以手指按壓足部大拇趾。

2. 推揉足背
・從大拇趾慢慢往足背推揉。

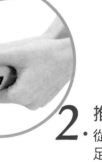

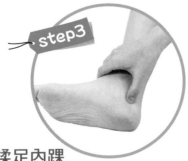

3. 壓揉足內踝
・由足背沿肝經循行，壓揉到腳踝。

4. 揉小腿內側
・沿著腳踝向上按壓，推揉到小腿內側。

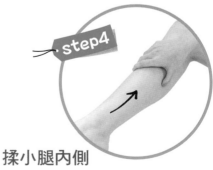

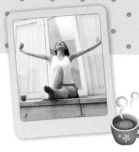

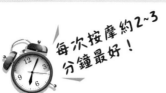

每次按摩約2~3
分鐘最好！

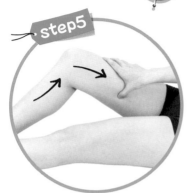

step5

5. 按壓大腿內側
・沿小腿內側向上往大
　腿內側按壓推揉。

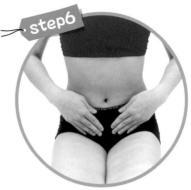

step6

6. 輕按會陰部
・從大腿內側向上輕
　按會陰部。

注意！力道不宜
過大，以免壓迫
腹腔器官！

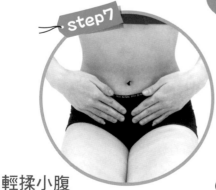

step7

7. 輕揉小腹
・從會陰部慢慢向上
　輕揉小腹。

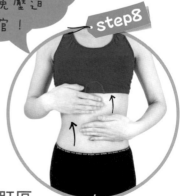

step8

8. 推揉肝區
・從小腹輕輕往上推
　揉到胸下的肝區。

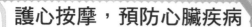

護心按摩，預防心臟疾病

　　經常按揉人體心經的循行路線，除了有養護心臟的功能外，還有預防心血管疾病的效果！

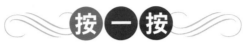

按一按
護心順血管

沐浴結束後，每天按摩**5～7**次　★ **額外效果：消除手臂蝴蝶袖**

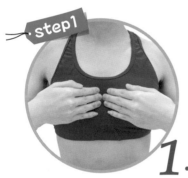

1. 輕壓胸心區
・以手掌輕壓胸心區到肺部。

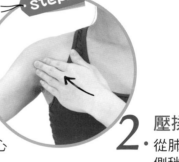

2. 壓揉肩內側
・從肺部沿著肩內側稍施力壓揉。

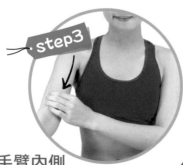

3. 捏揉手臂內側
・沿著肩內側稍施力捏揉至手臂內側。

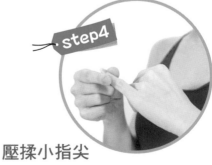

4. 壓揉小指尖
・從手臂內側往手掌尺側壓揉，直至小指尖為止。

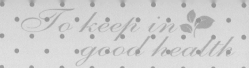

健脾按摩，照顧脾胃機能

經常按摩人體脾經的循行路線可達到健脾益胃的作用，對於幫助脾胃生化氣血，有良好功效！

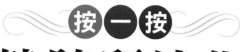

按一按
健脾顧消化

沐浴或睡前，每天按摩**5～7**次　★ 額外效果：消除水腫兼抗老

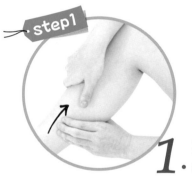
step1

1. 推揉小腿內側
・ 從足部大拇趾沿脾經推揉至小腿內側。

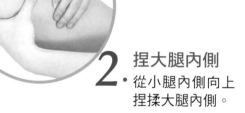
step2

2. 捏大腿內側
・ 從小腿內側向上捏揉大腿內側。

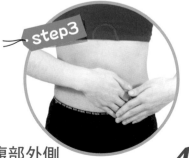
step3

3. 按摩腹部外側
・ 沿著大腿內側脾經向上，稍施力按摩腹部外側。

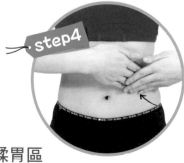
step4

4. 輕揉胃區
・ 從腹部外側輕揉到胃區。

保肺按摩，提升免疫機制

可隨時隨地按摩人體肺經的循行路線，不僅能提升肺功能，還有強化免疫力、預防感冒的效果！

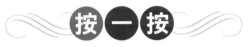

按一按
保肺防流感

隨時隨地，每天按摩6～8次　★ 額外效果：維持肌膚水嫩明亮

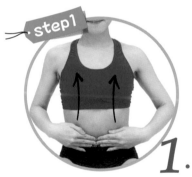

1. 按揉胸口
- 雙手從肚臍向上按揉到胸口。

2. 輕按咽喉
- 從胸口慢慢輕按到咽喉，力道不宜過大。

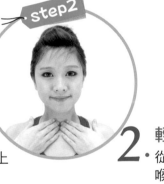

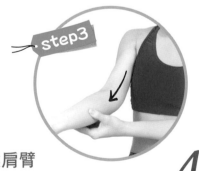

3. 捏揉肩臂
- 從咽喉沿肺經按摩到肩臂內側至前臂內側。

4. 輕捏大拇指
- 由前臂內側一直輕捏到大拇指端即可。

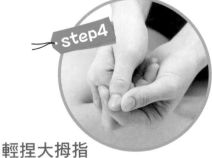

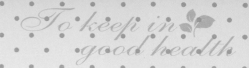
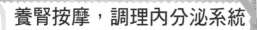
養腎按摩，調理內分泌系統

透過按摩腎經的循行路徑可補養先天之本的腎臟，而搭配按揉帶脈，還有增強生殖、改善內分泌系統的作用。

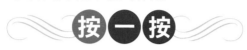

按一按
養腎精氣旺

沐浴或睡前，每天按摩 **5～8** 次　★ **額外效果**：頭髮烏黑亮麗

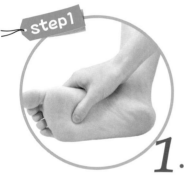

step1

1. 指壓足底
・以大拇指按壓足底湧泉穴。

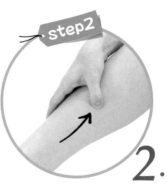

step2

2. 推揉小腿內側
・由足底沿腎經向上推揉到小腿內側。

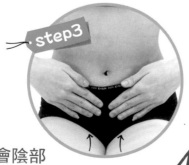

step3

3. 按壓會陰部
・從小腿內側向上推揉到大腿內側，最後按壓會陰部。

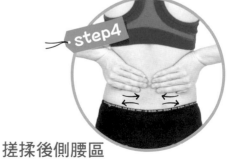

step4

4. 搓揉後側腰區
・由會陰部慢慢往後，來回搓揉後側腰區即可。

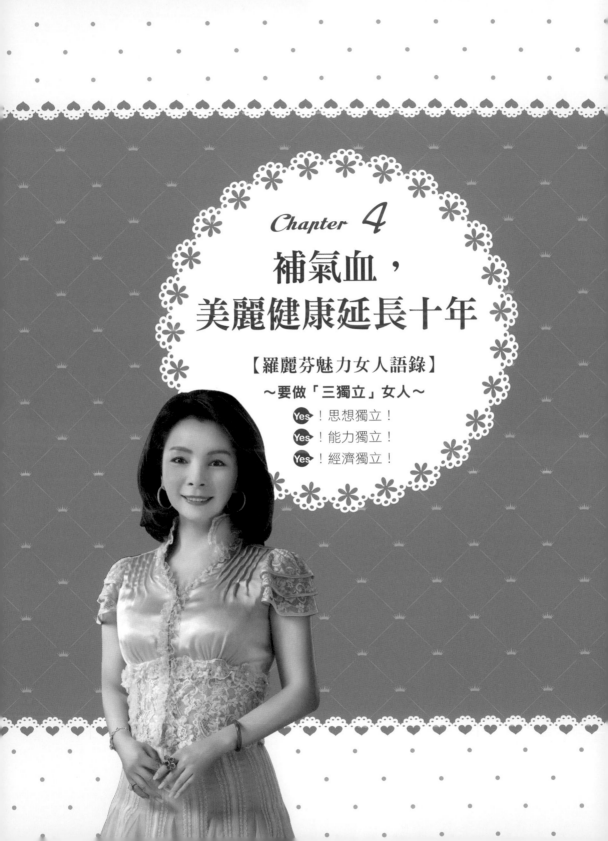

Chapter **4**

補氣血，
美麗健康延長十年

【羅麗芬魅力女人語錄】

～要做「三獨立」女人～

Yes！思想獨立！

Yes！能力獨立！

Yes！經濟獨立！

氣血，有如女人的神仙水！

唯有氣血充足，才能擁有白裡透紅的嬌羞美肌，

讓人對你的年紀，摸不著頭緒！

跟著總裁補養氣血，減齡也能很簡單！

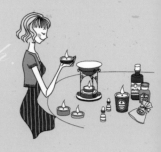

氣血，是女人的神仙水

Environmental protection of human body.

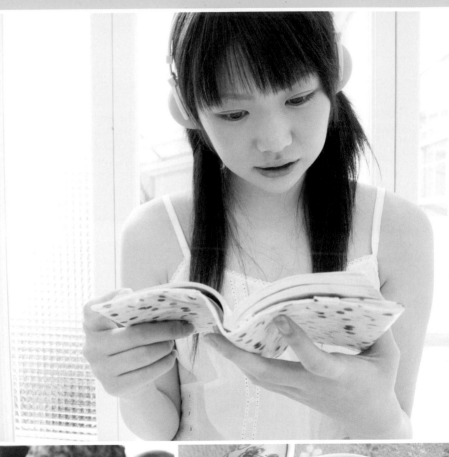

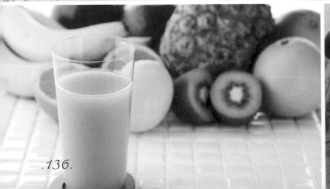

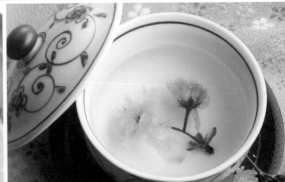

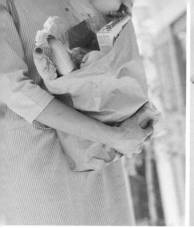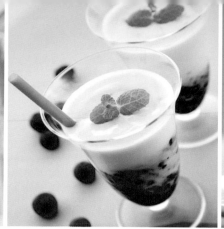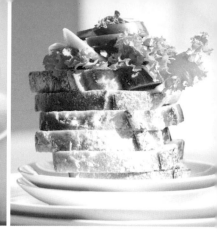

⊕ 氣血不順，外貌、健康拉警報

　　曾在三立、民視演出電視劇的知名演員梁又南，因長期拍戲熬夜、作息不正常、工作壓力大，致使身體出現警訊，如肩頸疼痛、皮膚暗沉無光等，對於必須完美呈現在螢光幕前的她，造成極大困擾，甚至還因肩膀僵硬如石，被封為「硬梆梆教主」！

　　在某一次的因緣際會下，我和又南有了進一步的接觸，並開始熟識。對於又南的症狀，我發現是她長久累積下來的毒素致使經絡堵塞、氣血不順，因而告誡她必須先排除體內毒素，再調理氣血，否則放任不管的下場，就是身體機能逐漸故障。

　　後來，又南留出空檔到我的美容中心進行療程，在經過一段時間的內外調養後，非但氣血暢通，肩頸也不再僵硬難轉，臉上更出現光采活力。因此，在實踐「四維排毒」的概念後，「通、清」體內毒素，緊接著就是「調整」人體陰陽，「補充」氣血與身心能量，便能散發美麗與光采，而這就是四維排毒法的最終目標！

　　以中西醫觀點來說，所謂的「健康與美麗」是兼顧身心靈的全方位平衡，要達到這種理想狀態，有以下兩大重點：

❶. 通經絡：唯有暢通經絡，才能維持氣血、臟腑的陰陽協調與平衡。

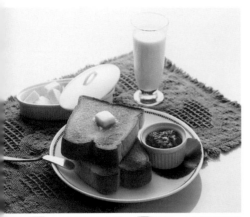

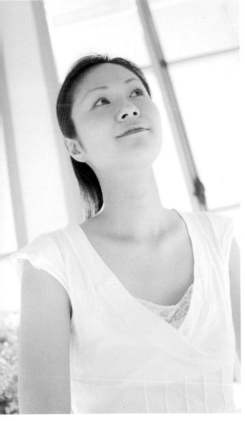

❷. **清毒素**：由於毒素是百病之源，故保持排毒管道順暢，才能在第一時間清除毒素，使其減少滯留在體內的時間，防止細胞、器官受到侵害。

　　當我們做到以上兩點，體內的陰陽便能趨於平衡，以維持內在陰陽環境的恆定，停留在健康狀態。然而，清除毒素後，是否就能讓外貌年齡留在當下，躋升成「凍齡美人」呢？答案是「NO」！這就如同我告誡又南的四維原則一樣，在排毒之後，仍需調養體內環境、補給人體營養，讓身體每寸肌膚與器官組織都能接收外來滋潤，以進一步維持陰陽平衡，讓掌管我們外貌的氣血循行順暢通達！

養氣調血，Hold住美麗

　　一般人對於「補」，會聯想到服用保健食品、補品、補藥、中藥膳等。但其實，「補」更廣義地包含了保養、補養、調補的概念。在進行「補」之前，我們必須將身體的毒素清乾淨，細胞才能接收外來的營養，故應先暢通經絡、清除毒素、平衡陰陽，才能調補氣血，這也是四維養生中最重要的概念。

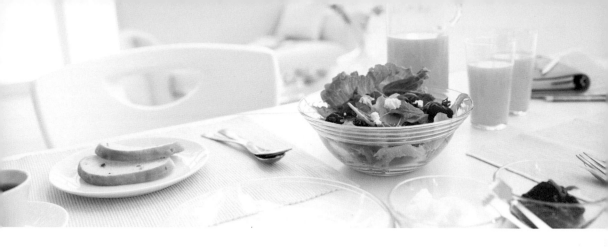

中醫認為「血為氣母，氣為血帥。」說明血離不開氣，氣也離不開血。由於氣是構成人體最基本的物質，而血則具有營養和滋潤全身的作用，因此只有氣血充盈，我們才有足夠的營養供應五臟六腑與四肢，進而滋潤精神氣色，使臟腑運作正常。

中醫學表示「氣屬陽，主動」，有推動、溫煦、營養、固攝、調節的效果，而血液能夠在血管中運行，被認為是心氣（心陽）的作用；由於「血屬陰，主靜」，故血液的運行是靠氣的推動，但為了讓血液不流出血管外，便需要氣的固攝。所以，我們經常將「氣血」並稱，是因其功能與屬性正好一陰一陽，彼此之間需要互助、互相制約，才能維持陰陽的協調狀態。

此外，女性更需要做好氣血調養，因為我們從青春期開始就有所謂的「月經週期」，而之後所出現的懷孕、生產以及更年期等生理過程都與血有關，所以更須特別留意「血虛」問題。前文已提到，血與氣不能分離，故血虛通常也會連累到氣虛，因此氣血調補是女人一生最重要的課題。

氣血足，百病除

中醫有句話說「氣血足，百病除」，其實氣血也就是陰陽。陰陽是

宇宙萬物的一切根本，是兩種互相對立的能量，就像磁鐵的正負極，雖然互相對立、互相制約，但也互相依存，如同天與地、日與月、男與女一般。

　　陰陽表現在人體上，主要有兩個方面，一是寒熱，一是氣血。寒為陰，熱為陽；血為陰，氣為陽。當我們全身氣血充足，經絡才能保持暢通，人體臟腑才可得到濡養而使機能強健，因此氣血、經絡、臟腑三者之間的動態平衡，才是中醫所謂真正的健康，即「強壯免疫系統，排除體內各種毒素，抵抗外來的致病源」！

從人體表現看氣血充足與否

　　中醫認為「氣為血之帥，血為氣之母」。其中的「氣」分為三氣，即營氣、衛氣、宗氣。所謂的「營氣」指氣在裡者，主要作用為化生血液及滋養全身；「衛氣」則指氣在表者，主要作用是溫養肌肉、充潤皮膚，有抵禦外邪之效。而「宗氣」則是綜合水穀精微化生之氣與自然界吸入的空氣成「宗氣」，此與能量的供應、寒溫的調節，以及人體的運動有密切關係。

　　「氣」就像汽車的能量來源──「汽油」，可使人體各器官正常運作，在生理上有保持活力、暖和人體、防禦外邪等作用。而「血」則可作為氣的載體，即所謂「氣行血行」，所以氣與血不可分，因氣體必須有血液的運送，才能到達全身。除此之外，血液不僅

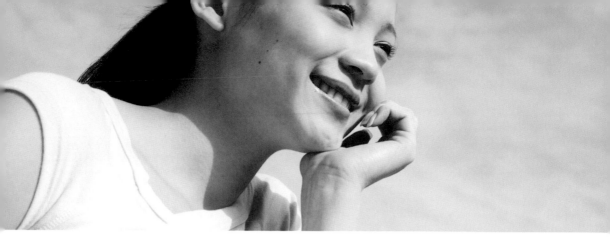

承載「氣」，更具有營養和滋潤全身的功能，此概念可結合西醫的觀點來看：

1. 將氧氣輸送到組織細胞，並帶走二氧化碳。

2. 將營養成分輸送到組織細胞，並帶走代謝物。

3. 將各部位製造的荷爾蒙輸送到全身，以供組織與細胞使用。

4. 將吞噬細胞、免疫活性細胞與循環抗體輸送至遭受致病原攻擊的身體部位。

　　由於氣能推動血的運行，血能濡養氣的充盛，故氣血是否充足決定了人體的健康狀態，我們可從以下身體部位來觀察氣血情形：

🍃 眼睛

　　中醫認為，肝主藏血，肝之竅在目，所以觀察眼睛色澤與清澈度可分析氣血狀態。也就是說，眼睛如果清澈明亮、神采奕奕，代表體內氣血充沛；反之，如果眼睛黯淡無光、呆滯，則是氣血不足的表現。

　　而眼白主要是觀察肺和大腸的功能，如果眼白有血絲，多為肺部和大腸有熱；如果顏色混濁、發黃，表示肝臟氣血不足。而翻開下眼瞼也是察看氣血的最佳部位，如果下眼瞼淡白無血色，則代表有潛在貧血的機率。另外，女人最在乎的眼袋、黑眼圈，也是氣血循環不良的表現，假使經常覺得眼睛乾澀，容易流淚，要小心氣血不足！

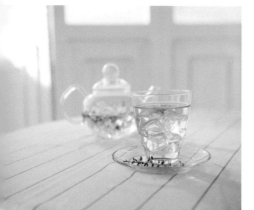

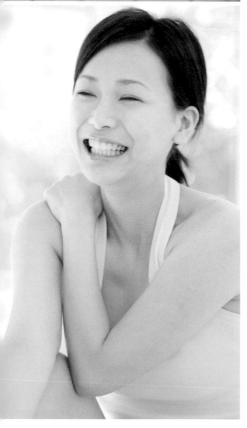

嘴唇

嘴唇其實是人體顯露在外的口腔黏膜延伸，也是了解氣血狀況的最好部位。正常唇色應呈淡紅、飽滿且有光澤；若氣血長期不足，血液無法濡潤，嘴唇將會有乾燥、脫皮、龜裂，甚至是顏色暗沉等情形，嚴重者還會轉為紫黑色，若未即時改善，將會發生黑色素沉澱的徵狀。

牙齦

一般來說，健康的牙齦應呈粉紅半透明狀，無斑點或變色，外形光滑、結構完整，質地密實有彈性，不僅要緊包覆牙齒，且越接近上緣越薄。但若氣血長期不足會造成牙齦萎縮，一旦牙根暴露過多，就容易產生牙周病。

耳朵

以全息律理論來說，耳朵是人體的縮影，幾乎所有臟器的變化都能從耳朵上表現出來。

假使耳朵顏色淡白，則大多為陽氣不足所致。如果耳垂上有一條明顯的斜線紋，則代表心氣虛，血液推動的作用會較弱。

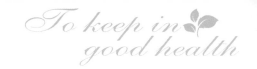

手

　　從手部的溫度與顏色可觀察人體氣血狀況。首先是手掌溫度，此為氣血的直接表現，假使氣血充足，則手部溫暖；但如果手心冰冷或偏熱、出汗，則為氣血不足的徵兆。同樣地，如果你小腿以下的腳總是冰冷，那就更證明你的氣血功能偏弱。

　　其次，可觀察手掌顏色和膚質，通常大家都會以為手掌紅熱是氣血飽滿的表現，其實不然，如果掌心偏紅再加上臉色紅潤，則可能是肝氣上沖的現象。

　　標準手掌應為掌心白，指尖紅，指腹飽滿、肉多有彈性且皮膚有光澤，此為氣血充沛的表徵；但手指指腹若是扁平、薄弱或指尖纖細，則為氣血缺乏的表現。

聲音

　　我們平常說話的聲音大小也能反映氣血狀況。聲音洪亮有力的人，就是我們常說的「中氣十足」，意即氣血運行順暢；反之，氣血不足者，則發聲虛弱無力，這類的人可能是肺氣不足所致。假如經常唉聲嘆氣、長吁短嘆，則可能是肝氣鬱結、情志不舒的表現。

睡眠

　　睡眠品質的優劣也是了解體內氣血循環的方式。通常入睡快、睡眠深沉、呼吸均勻且一覺到天亮的人，代表氣血充足；但如果入睡困難，易

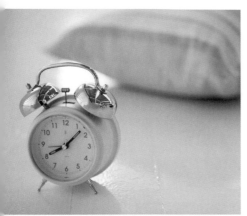

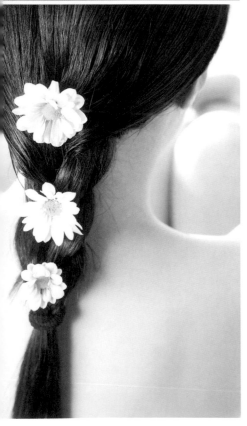

驚醒，呼吸沉重或是出現打呼，甚至有呼吸中止的現象，則容易有氣血虧虛的症狀。此外，如果白天總是覺得沒睡飽、精神不佳，頻打哈欠的人，也是氣血貧乏的表現。

月經

每個月都會報到的「好朋友」，是女性觀察氣血的指標。一般來說，正常月經到來的週期大約是28~35天，每次大約5~7天，經血量大約30~100c.c.，如果行經期或月經量比正常情況少的女性，可能有氣虛、血虛、氣血虛或是氣滯血瘀的狀況，甚至也有脾虛、腎虛的情形。此外，也可從月經週期來看氣血問題，假使月經週期延後7~8天以上，中醫稱為「月經後期」，絕大多數是因營養不足、血虛或氣血運行不暢所致。

皮膚

中醫認為「肺主皮毛」，可從皮膚的光澤度、彈性和有無皺紋來了解氣血的充盈狀況。由於皮膚與肺的關係密切，故健康皮膚應是白裡透紅，有光澤、彈性、無皺紋、無斑點、無瑕疵的良好膚況。反之，皮膚粗糙

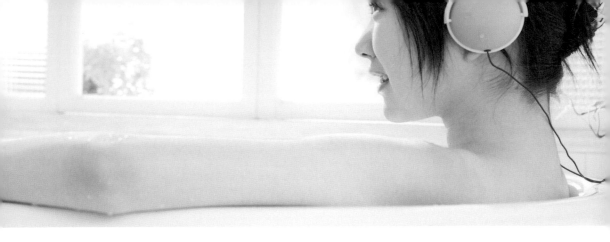

無光、暗沉，顏色蠟黃、蒼白、泛青或紅、長斑都代表健康不佳，且有氣血貧乏的表現。

頭髮

中醫認為「髮為血之餘」，而血又與肝、腎、脾臟有關。若肝血充足，便能將足夠的養分送達頭皮，使頭髮生長快速且茂密；若肝血虧虛，則頭髮不僅生長緩慢且容易乾枯。

而腎主藏精，由於精氣是人體根本，所以頭髮的生長、健康狀態除了與肝相關以外，亦與腎有緊密連結。如果腎氣不足，便容易出現掉髮、乾燥無光的情形。若頭髮油膩、有頭皮屑，則可能是脾肺不和所致，也就是肺氣不足且脾氣太過，使頭皮出油過多，導致頭髮脫落。

此外，許多愛美人士經常會吹、染、燙頭髮，或過度使用造型產品，若再加上生活作息不正常、壓力大、不當飲食（過油、過鹹、辛辣、刺激）、不良生活習慣（抽菸、喝酒）等因素，將使頭皮變得更為敏感，造成掉髮、乾燥、分岔、早白等問題。

從「清、調、補」的觀點來看，我們的頭皮每天都會接收空氣中的髒汙，使用髮膠、髮蠟將使毛囊無法呼吸，再加上頭皮分泌油脂，這些混合物聚集頭皮會堵塞毛孔，使得毒素無法順利排出；相對地，頭髮也

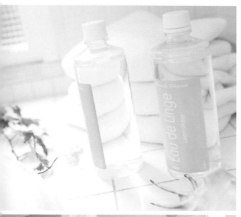

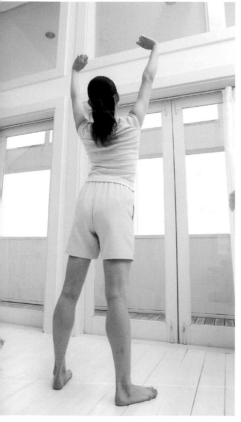

不能獲得營養素的供應，所以「清」是保養頭皮的第一步，因此正確清潔頭皮，可活化毛囊，軟化角質，同時溶解和分解油垢，對於頭部過敏、頭油、頭皮屑、脫髮、頭髮稀疏、毛囊炎症等都能改善。

平常，我會透過飲食來補充頭皮、頭髮所需的營養素，如多吃海藻、海帶、紫菜、洋蔥、海鮮、黑芝麻、核桃、山藥等食物，以增加蛋白質、維生素B、E與碘、錫等攝取。此外，我也會在洗頭時，利用「頭皮SPA按摩」來改善末梢血液的循環，因中醫認為「髮為血之餘」，故氣血暢通，頭髮不僅生長較快，髮質也將較為健康且烏黑亮麗。因此，利用飲食、按摩的「調」、「補」，可使氣與血、陰與陽獲得平衡，喚醒人體本身免疫力，恢復頭皮健康。

頭皮SPA按摩

❶. 洗髮前應先梳理，由額前髮際往後梳至頸部，每個部位重複3~5次。動作宜緩宜柔，切勿過度用力拉扯。

★提醒：長髮者可先將髮尾梳順，再從前額開始往後梳理。

❷. 洗髮過程需有兩次，第一次先將頭皮油垢及髮絲上的汙垢清洗一遍，第二次則是洗髮加按摩。但按摩時，應用指腹由後頸慢慢往上按摩至頭頂為佳。

★ 提醒：洗髮精應在手上先搓揉起泡，不宜直接將洗髮精倒在頭髮、頭皮上。

❸. 接著，指腹以畫圓圈的方式，由中間往兩側按摩。

❹. 最後，將手指深入髮根，大面積地抓揉髮根數次，此手法可促進血液循環，使頭皮健康，秀髮亮麗！

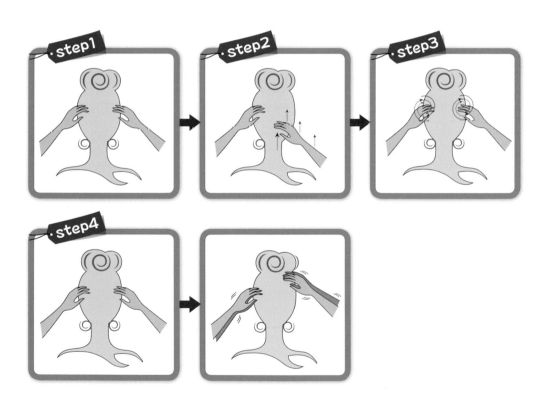

氣血足不足全寫在臉上

Environmental protection of human body.

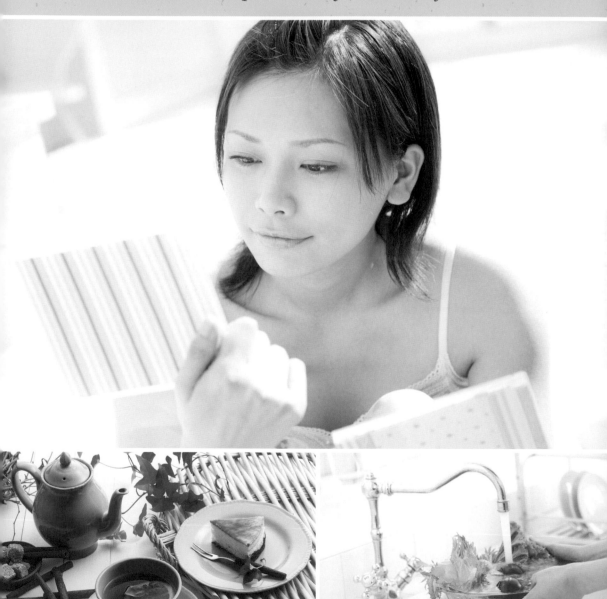

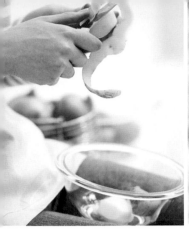
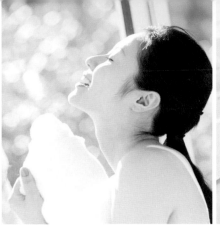
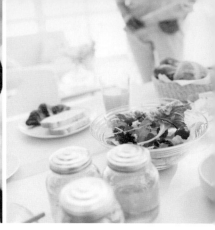

 # 臉色是氣血的明鏡

　　許多人常會問我，為什麼原本的皮膚白裡透紅，最近卻變得有點蠟黃、暗沉？或者是臉色出現很不自然的蒼白？其實，這些都是氣血不順惹的禍！

　　臉色可視為健康的反射鏡，氣血充盈與否，臉部表徵一覽無遺。一般人觀察顏面肌膚，大多只看膚質、光澤、紋路（皺紋）、斑點、瑕疵。但事實上，中醫非常講究「臉色」，除了白裡透紅的正常臉色外，也認為發白、發紅、發黃、發黑、發紫等五種病容，直接反映出目前的身體狀況，因此透過「察顏觀色」，我們能了解自己的健康情形，亦可得知氣血的順暢程度！

臉色白裡透紅~體質健康的表現

　　以中醫來看，健康的面色應為「白絹裹硃砂」，也就是看上去有如白色的絲絹裹著紅硃砂，即所謂的「白裡透紅」，這是氣血充足的表徵。

臉色白森森~體質較虛的表現

　　如果你是臉白的人，先別急著竊喜，因為這可能是貧血的徵兆！在

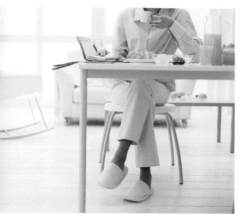

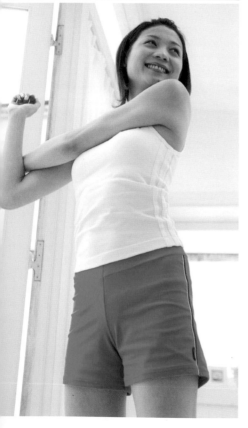

中醫觀點裡，臉色蒼白或慘白者大多被認為是虛症、寒症或失血的徵狀，像是呼吸系統疾病、久病體虛、大出血、慢性腎炎等患者。假使有貧血傾向的人，臉色除了蒼白之外，還會帶點萎黃，而許多女性在經期間，也是這種面容！

臉色紅通通~體質偏熱的表現

中醫認為，臉色潮紅，多為熱症，這是因為血得熱則行，致使脈絡充盈，血流加速，故膚色會偏紅，而高血壓患者便是如此。

此外，諸如情緒激動、暴怒、緊張，以及發高燒等，也會使臉部發紅、發燙；而有些更年期婦女的顴骨部位泛紅，則是因荷爾蒙的影響，使得身體出現低熱現象。

臉色蠟黃~體內濕熱的表現

東方人天生屬於黃皮膚，這是因為我們的黑色素以偏黃的脫黑色素（pheomelanin）居多，再加上日積月累的角質層覆蓋，或體內血液循環不良的影響，臉色會較為蠟黃、無光。甚至，也有可能是因病所致，像肝膽

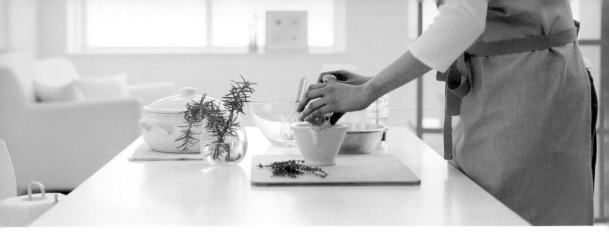

疾病所形成的黃疸，同樣會使面色泛黃。

而臉色泛黃之餘，若帶些晦暗，則表示體內有濕熱或寒濕的情形；若是面色萎黃，則多為心脾虛弱、營血不足所造成；臉色黃且浮腫，則是脾虛有濕。另外，食用過多含有胡蘿蔔素的食物，也會造成皮膚短暫泛黃，一旦停止食用，泛黃的情形就會消失。

臉色烏黑～重症表現

臉色發黑，通常會在腎病、重病或瘀血症的患者身上看到。而長期使用某些藥物，如砷劑、抗癌藥物等，亦可引起不同程度的臉色發黑或灰暗，須有所區別。

臉色青紫～心肝疾病的表現

臉色發青或發紫，大多為氣血不通、脈絡阻滯所致，例如心臟衰竭、先天性心臟病、肝臟疾病等，也都會出現青紫臉色。

氣虛與血虛

觀察臉色，不僅能了解目前的身體狀況，亦可得知氣血在體內的盛衰情形。由於氣與血流行全身，是一切器官組織、細胞進行正常生理活

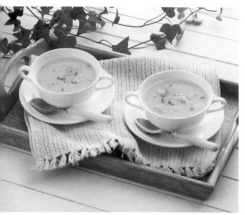

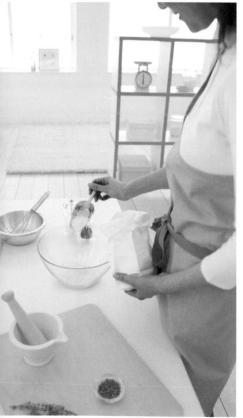

動的物質基礎，若是氣血不調和，則百病叢生，臉當然也會「變色」，而根據身體出現的徵兆，可分為氣虛與血虛！

「氣虛」主要與肺臟、心臟、脾胃、腎氣不足有關，發生原因可能是缺乏元氣，臟腑機能衰退，使得抵抗外來致病因子的能力下降。主要表現為疲倦、乏力、精神不振、頭暈、目眩、聲音低微、懶言、有氣無力、呼吸短淺，不喜歡活動，一動就容易流汗等現象。

「血虛」則與心臟、脾臟、肝臟有關，可能是因出血，脾胃功能減弱而運化不足，或是體內有瘀血等原因所致。血虛會使臟腑、經絡缺乏血液濡養，產生心悸、眩暈、疲倦、乏力、失眠、多夢、食慾不振、月經失調、經血量少且色淡、手足發麻等現象。

血虛怎麼補

女人以血為先天，終其一生都與血相伴。《黃帝內經》提到：「女子七歲，腎氣盛，齒更髮長。二七而天癸至，任脈通，太沖脈盛，月事以時下，故有子。」

也就是說，太沖脈盛，血液充盈，女人

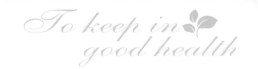

才會有月經來潮、生育等能力。但每個月的經血流失或生產時出血，都會讓女性長期處於血虛狀態，出現如面色萎黃、唇甲蒼白、頭暈乏力等症狀。

　　而血有滋養全身細胞組織的作用，尤其對女人來說更加重要。唯有體內血液充盈，臉色才會紅潤有光澤，肌膚飽滿豐盈，毛髮烏黑亮麗！

推薦血虛調養藥食

　　烏骨雞、雞蛋、豬血、豬肝、黃鱔、海參、蝦仁、胡蘿蔔、黑木耳、胡桃肉、龍眼肉、紅糖、紅棗、紅豆、蓮子、核桃、紫米、當歸、川芎、紅花、桃仁、黨參、黃耆、熟地、何首烏、枸杞、山藥、阿膠、丹參、玫瑰花。

養血料理

　　下列補血的藥食料理，是我日常生活中最常烹調的補血食譜，建議可在經期後食用！

1. 當歸烏骨雞湯：當歸、黃耆各15克放入藥布袋，與1/2隻烏骨雞煮湯食用。
2. 養顏茶：當歸5克、枸杞15克、去核紅棗3顆，將前述藥材放入藥布袋，加500c.c.的開水，煮10分鐘即可。（或用沸水沖泡，燜15分鐘亦可）
3. 補血紫米粥：去核紅棗6顆、桂圓肉10克、紫米100克，以上材料一起煮成粥，再加入適量紅糖調味即可。

氣虛怎麼補？

　　血虛通常會拖累氣機，導致身體慢慢出現氣虛現象，一旦氣難以推動血液，就會造成血瘀，而血瘀又將加重氣滯，使氣血不順的情形日益嚴重，故氣血不可分離。

　　因此，在養血的同時，也不可忽略氣的調養，唯有兩者運行順暢，才能恢復氣色、振奮精神！

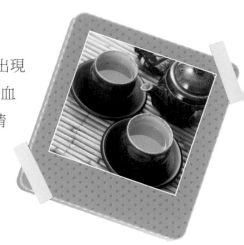

推薦氣虛調養藥食

　　山藥、栗子、紅棗、烏骨雞、白米、糯米、扁豆、蜂蜜、人參、黨參、西洋參、黃耆、靈芝、冬蟲夏草。

補氣料理

　　下列補氣的藥食料理，不僅簡單易做，烹調時間也較短，是忙碌上班族最方便的速成佳餚！

1. 補氣參耆茶：西洋參、黃耆各5克，將前述藥材以沸水沖泡後，燜15分鐘即可飲用。
2. 山藥粥：山藥50克、白米100克、去核紅棗5顆，上述材料煮成粥，可加入適量蜂蜜調味。
3. 蟲草雞湯：冬蟲夏草10克、黨參20克、去核紅棗5顆、1/2隻烏骨雞，將上述材料加水煮成雞湯食用即可（不需加鹽）。

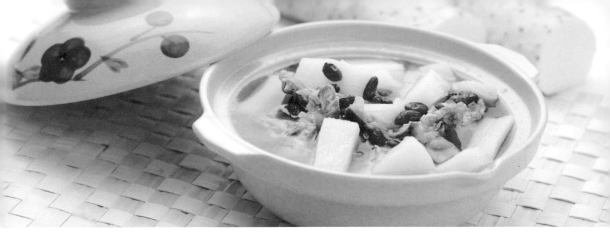

　　許多女性聽到自己有氣虛、血虛的情形，就會馬上到中藥房買些關於補氣血的藥材，更有人在每次經期後飲用四物湯。

　　其實，正統的氣血補法，還必須參考個人體質，雖說氣血虛是女性通病，但細究起來仍可區分成不同種類，而食療中的藥材大多屬溫和之品，建議還是經過醫師診斷後再進補，才不會越吃越大洞！

　　而所謂的「養生」就是從生活裡進行保養，因此自我調補氣血的方式，必須落實在日常生活中！由於氣血會互相影響，所以調氣則血能行，血行則氣行，氣血不但要充足，還要能流動，如此一來，氣血充盈，體內陰陽才能維持平衡！

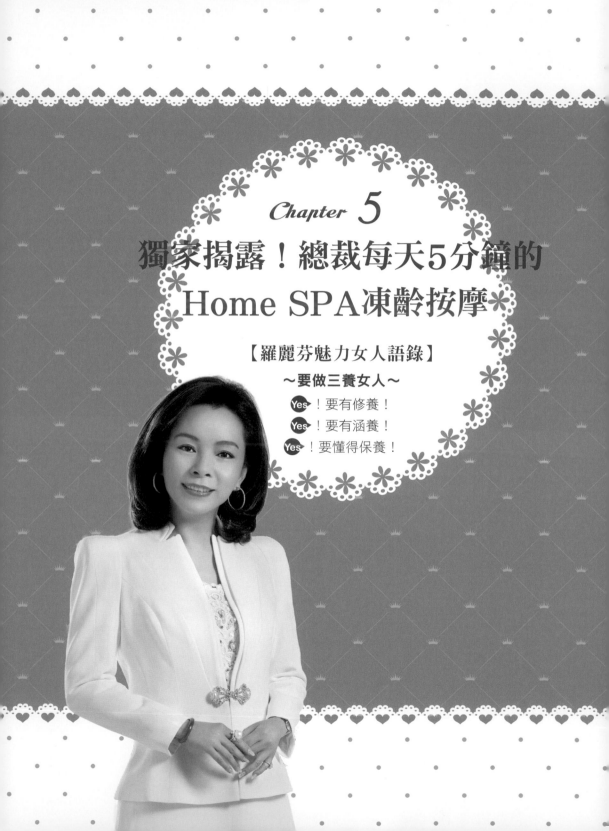

Chapter 5

獨家揭露！總裁每天5分鐘的
Home SPA凍齡按摩

【羅麗芬魅力女人語錄】

～要做三養女人～

Yes ！要有修養！

Yes ！要有涵養！

Yes ！要懂得保養！

SPA按摩，讓氣血也「活」起來！

水嫩美肌、精雕身形，誰說一定要動刀！？

跟著總裁一起Home Spa，

你也能展現XS的魔鬼體態！

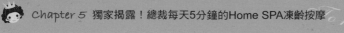
SPA按摩
讓氣血流動起來

Environmental protection of human body.

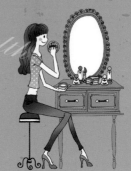

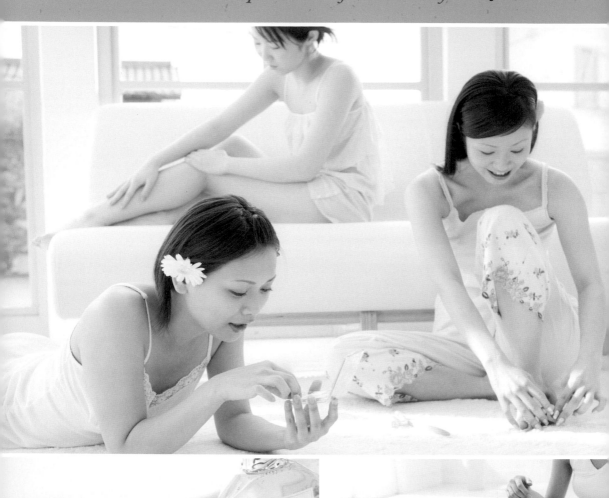

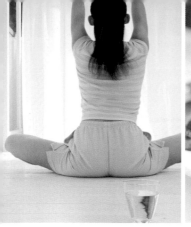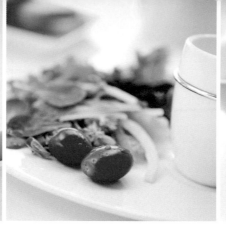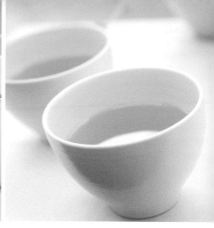

活絡氣血除了利用食補之外，運動、經絡按摩亦是順暢氣血的最佳方式。

運動不僅能提高心肺功能，促進血液循環，還可加速體內的新陳代謝。中醫也認為，運動可暢通真氣運行，提高抗病能力，以達健康長壽的境界。因此，我建議大家平時要多動，盡量利用零碎時間活絡筋骨，每天至少運動30分鐘以上，或者也可搭配打太極拳、氣功、瑜珈等較為緩和的活動，配合腹式呼吸法，提升體內氣機。

經絡也是氣血運行的通道，經常按摩頭面部、四肢經絡，可保持氣血運行順暢，消散聚集經絡的瘀血、氣滯，進而預防疾病。

此外，除了上述的運動與經絡按摩，我認為SPA更能深層推動氣血流動，緩解身體疲勞，改善不適情形。而藉由專業手法、精油或藥油的使用，更能深入刺激人體的經絡穴位，使氣血運行更加流暢！

SPA 對身心靈的影響

我經常聽到客戶、朋友們表示，每次進入SPA中心都是拖著疲憊的身軀，但離開時，卻是神采奕奕，就好像卸下幾斤重的包袱。

的確，SAP不僅能暢通氣血，對人的身體、心靈還有放鬆、舒緩的

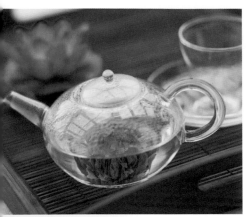

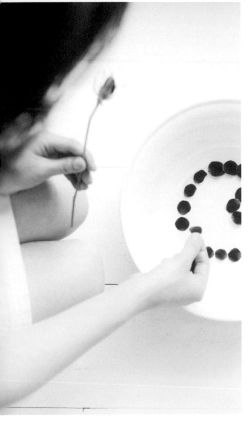

效果。現今SPA為了符合大眾需求，從簡易的按摩、去角質、肌膚保養，到深層的清潔、淋巴引流、芳香精油按摩等項目，提供多元服務。

在SPA過程中，會結合「五感」，即聽覺（具療效的音樂）、味覺（健康的輕食、花茶）、觸覺（按摩）、嗅覺（天然芳香精油）、視覺（舒適的景觀與環境）等，將精、氣、神三者合一，以達到身體全方位的放鬆。

也因為這種舒適氛圍，許多客戶朋友便會把SPA中心視為身心靈的出口，他們形容每次按摩，就像汽車進廠保養，可清除堆積在身體、心理的毒素，補充新的能量後，再重新出發！

其實，生活在高度競爭社會的現代人，最需要放鬆身體與釋放壓力，因此透過SPA中心裡的怡人芳香、優美音樂，以及美容師、芳療師的溫柔手法，除了能美化容顏，還有調理身體、修身養性的作用。

在家也能享受舒服SPA

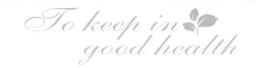

　　根據研究指出，SPA也是預防醫學的一環，如果正確運用SPA，再搭配日常生活的調整，可幫助身體脫離「**亞健康**」的狀態。

　　SPA並非只能在美容機構進行，其實在家也能DIY。我的很多朋友表示每天上班壓力大，回家還要帶孩子、做家事，很難抽出時間去美容中心按摩，這時該怎麼辦呢？

　　通常，我會跟他們說健康與美麗並不一定要到特定的環境才能進行，只要概念相通，在家也能做SPA！

　　SPA最原始的意義是「水療」，後來延伸至臉部美容、身體護理、瘦身等各種用途，所以在家其實也可營造充滿五感的「Home SPA」。

　　首先，我們必須挑一個不受干擾的時段，關掉電話、電視、電腦，放鬆心情，挑一首能紓壓的音樂，在浴缸中滴入自己喜歡的精油；假使沒有時間泡澡，或是環境不允許，可在沐浴時點上精油薰香，或將精油滴在化妝棉上，放進浴室裡，同樣有芳療效果，不但方便又經濟實惠。

　　而在沖完澡後，可根據自己的身體狀況、膚質，選用合適的精油產品或乳液，用溫暖的雙手，進行全身DIY按摩，以撫慰疲憊的身心。接著，再沖泡一杯充滿香氛的天然花草茶

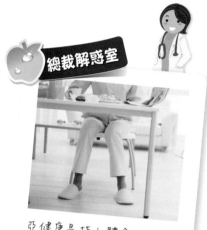

亞健康是指人體介於健康和疾病間的臨界點，會因平日飲食作息，讓身體往好的方向恢復健康，或往壞的方向衍生疾病，若長期輕忽將引起健康危機！

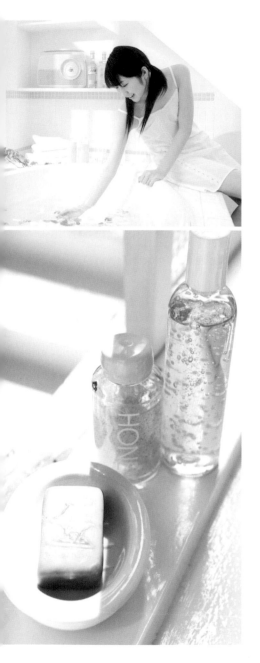

享用，放鬆身心，補充體內流失的水分。如此一來，在家也能享受一場療癒身心的Home SPA！

Home SPA注意事項

在家進行Home SPA前，因無專業美容師服務，故需特別留意自己的身體狀況、使用產品，以及泡澡、按摩等細節，以下是Home SPA前所應注意的事項，供讀者參閱！

❶. 在泡澡、沐浴前，最好先進行全身去角質，並選擇適合自己膚質的天然去角質產品，每週1次，讓肌膚重獲光彩，促進淋巴及血液循環，有助於排毒及瘦身。

❷. 沐浴產品應選用天然成分，以降低對皮膚的刺激性。

❸. 挑選合適的SPA精油，並了解功效和用法，且精油調配比例應請教專業的美容芳療師，以免濃度太高，刺激皮膚。

❹. 泡澡沐浴時，最少需浸泡10分鐘並流汗；此外，浴室內要保持空氣流通，如果出現呼吸不順、頭暈眼花的現象，應立即停止。

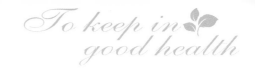

⑤. 如果身體出現過度疲倦、飢餓或過飽的情形時，不宜泡澡，以免身體不適。

⑥. 如果本身有皮膚問題（如過敏、搔癢、發炎等）、心血管疾病（高血壓、心臟病等），皆不適合泡澡，且沐浴水溫也不宜過高。

⑦. 如果有過敏、氣喘等呼吸系統問題，須特別留意精油或薰香產品的使用，因有些精油成分不夠天然或是過於刺激，反而會引起呼吸系統不適。

⑧. 泡澡水溫不宜過高，以38~42℃較適宜（略比體溫高一些），每次浸泡大約15~20分鐘，且水面不可超過心臟部位（胸口）。

⑨. 泡澡沐浴後，要立即擦乾水分並馬上塗抹乳液，因此時毛細孔張開，是吸收保養品的最佳時機。

⑩. 泡澡或沐浴後，身體會流失水分，此時應適量補充溫開水或一杯不含糖的花草茶，以放鬆休息。

不適合SPA水療或泡澡的人群

　　SPA主要走上焦（心肺），而水療或泡澡會增加新陳代謝，使心跳加速，故以下人群不適宜從事這類活動！

❶. 心血管疾病患者，如心臟病、高血壓、心律不整等。

❷. 姿態性低血壓患者。

❸. 血糖控制不良的糖尿病患者或低血糖症。

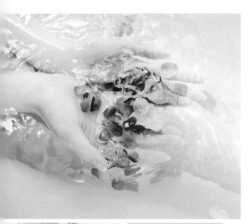

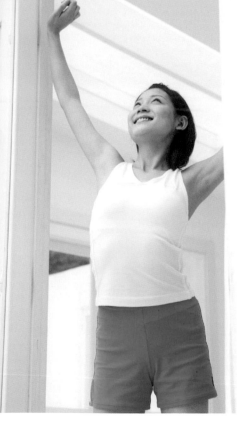

4. 嚴重的下肢靜脈曲張。

5. 對光、熱敏感者，例如紅斑性狼瘡。

6. 皮膚對熱敏感者，或有皮膚疾病的患者。

7. 患有惡性腫瘤、癌症等人。

不適合做芳香療法的人群

　　芳香療法所使用的精油，具有特殊氣味、療效，會透過嗅覺（呼吸）、觸覺（皮膚）進入身體循環，刺激神經系統，影響血液、荷爾蒙的運行與分泌，因此有些特殊對象並不適合進行芳香療法的課程，而使用薰香、按摩或泡澡類的精油，應詢問專業美容芳療師的意見為佳。

　　下列為不宜進行芳香療法的人群，因此每個人在使用產品前，須留意自身是否有下列情形，以免舒緩不及反倒損害健康！

1. 3歲以下的兒童不宜使用精油，可選擇乳液、基底油來按摩。

2. 高血壓患者不宜選擇會收縮血管導致血壓上升的精油，如迷迭香、尤加利、鼠尾草等。

3. 血壓過低者不宜使用薰衣草、馬鬱蘭、羅勒等精油。

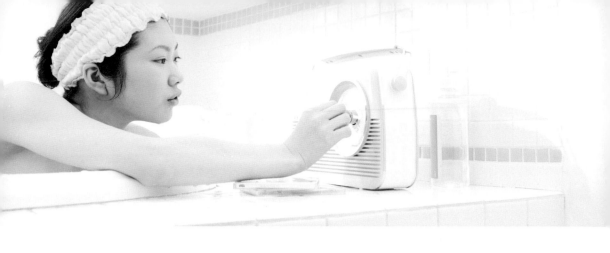

④. 癲癇患者不宜使用洋茴香、迷迭香、樟樹、艾草、鼠尾草、苦艾類等精油。

⑤. 蠶豆症（G-6PD缺乏症）患者不宜使用樟樹、薰衣草、羅勒、佛手柑、花梨木、檸檬、百里香等精油。

⑥. 皮膚過敏問題者，不宜使用高劑量精油，用量比例應在1~3%以下。

⑦. 孕婦使用精油需低劑量，並選擇天然成分且揮發性高的精油，建議應先諮詢專業人士。

　　而一般美容機構都是使用精油來進行按摩，其效果以放鬆為主。如今，更出現了結合中醫養生概念及加入中草藥成分，並結合高科技技術所形成的「藥油」，其作用主要是運用人體環保理論來深層改善我們的健康。

　　其藥油除了保有傳統精油的效果外，更延伸出暢通經絡、促進氣血運行，以及全身保健的功效！因此，在選擇SPA按摩的輔助產品時，建議也可挑選藥油來搭配使用，既有舒緩之效，對健康更有所助益！

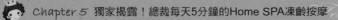
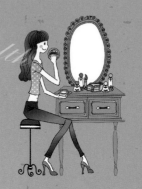

腹部SPA，調節內分泌

Environmental protection of human body.

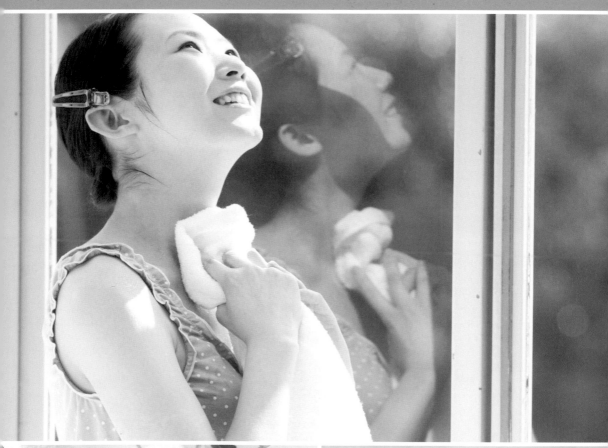

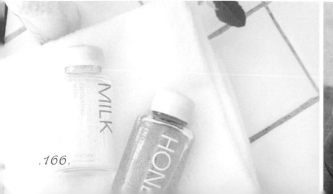

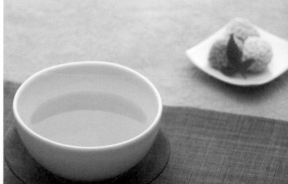

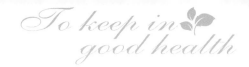
顧好腹宮，衰老延後10年

　　腹部是人體臟器最多的腔室，包含消化、泌尿、生殖系統。由於現代女性壓力大、生活作息紊亂，導致健康亮起紅燈，因而有越來越多人出現消化不良、排便不順、月經失調、痛經、尿道感染、盆腔炎等疾病。

　　而腹部同時也是皮下脂肪最容易囤積的地方，腰圍過大便是代謝症候群的潛在危險因子。因此，我經常在沐浴或泡澡後，搭配富含漢方精華成分的藥油進行腹部按摩，以提高局部血液循環，使腹部肌肉放鬆，以緩解壓力，平衡腹部能量。

　　以中醫觀點來看，腹腔包括脾、胃、肝、膽、腎及膀胱等臟器，透過含有特殊成分與滲透力強的藥油，再配合腹部按摩，可調理脾胃功能，促進消化吸收，以及強化腎臟、調理卵巢功能、改善性慾低下，預防卵巢早衰，調節內分泌系統，平衡月經週期的作用，使其由內而外地調養身體！

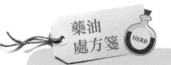

藥油處方箋 HERB

【鈦極腹部調理油】：含有小麥胚芽油、人參提取物、白芍提取物、山茱萸提取物等成分。

【腹部環保精緻油】：含有艾葉油、白芍提取物、五味子提取物、澤瀉提取物等成分。

【腹部養護精緻油】：含有丹參油、甘草油、檸檬、五味子提取物、人參提取物、麥冬提取物等成分。

使用藥油，效果更好喔！

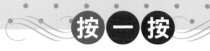

按一按
腹宮回春SPA按摩

每天沐浴結束後，重複**3～5**次　★ 效果：預防衰老與平坦腹部

配合「鈦極磁能刷」使用，
可疏通經絡。

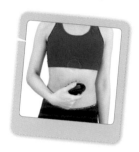

step1

1. 將藥油滴在手上，以順時鐘方
向輕揉腹部10圈。

注意！從大腸處
開始按摩！

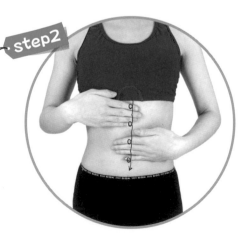

step2

2. 利用雙手食指、中指、無名
指，由心窩處往肚臍方向，以
螺旋式的手法按摩至肚臍、恥
骨聯合部位，並重複3次。

3. 拇指在肋骨後方，四指在前，以手掌引流淋巴至鼠蹊處排出，重複5次。

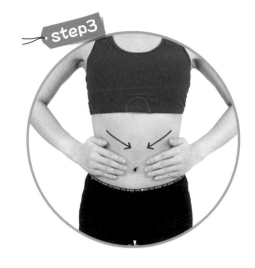

step3

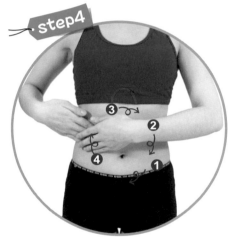

step4

4. 用手掌根部，從直腸附近開始以螺旋式地沿著大腸方向按摩。依照1、2、1、3、2、1、4、3、2、1的順序按摩，共重複3回。

總裁私房健康按

重點穴位：中脘、天樞、神闕、關元。

按摩方法：掌心滴入4~5滴腹部無影精緻油，於穴位處掌灸15~20秒。

功　　效：可改善性慾低下，預防卵巢早衰，並能調節內分泌系統，平衡月經週期。

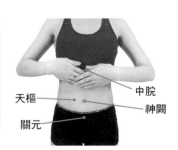

天樞　　中脘
神闕
關元

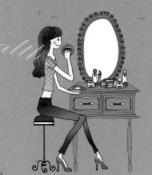

腰部SPA，
甩掉腰側肉肉

Environmental protection of human body.

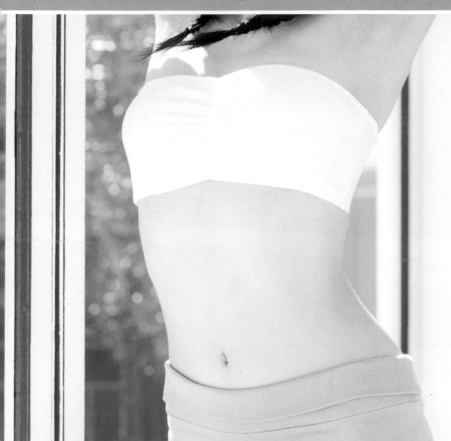

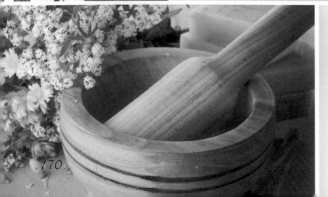

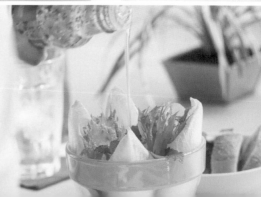

🧴 展現纖腰，S曲線畢露

　　以中醫論點來說，腰腎掌管人體元氣，因此腰部的活動與腎氣強弱息息相關。然而，現今上班族多以「坐著」辦公，若再加上姿勢不正、彎腰駝背、缺乏運動量，很容易造成骨盆移位，體型改變。因此，進行腰部按摩及運動，不僅能增強腰腹肌肉，促進血液循環，還能雕塑腰身，維持良好體態。

　　由於腰部與腹部的肌肉群有連動關係，若此部位的肌肉長期處於疲勞狀態，很容易導致腰椎移位，甚至引起骨盆扭轉，產生腰酸背痛，下肢腫脹、痠麻等問題。

　　所以，我在按摩腹部的同時，經常會連帶推揉腰部，以緩解腰背痠痛的症狀，甚至還會利用市面上的瘦身滾輪或鈦極磁能刷來進行深層刺激，使腰側贅肉消失！

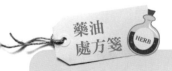

藥油
處方箋

【下背部保健精緻油】：含有羌活提取物，防風提取物，黃耆提取物等成分。

塗抹藥油在腰側，更有纖體效果！

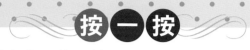

按一按 S腰精雕曲線SPA按摩

每天沐浴後或睡前，重複**5~7**次 ★ 效果：緊實腰側與背部肌肉

以「鈦極磁能刷」刺激腰部經絡，可改善酸痛。

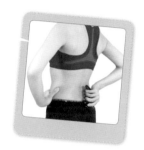

step1

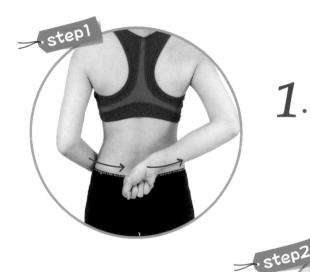

1. 將左手掌心按在肚臍下，右手貼在後腰部。左手由左側向後繞至腰部，右手同時由右側繞至腹部，雙手交錯推擠腰腹，共重複10次。

step2

2. 以雙手手掌沿著腰椎兩側，由上往下輕揉，共重複5~10次。

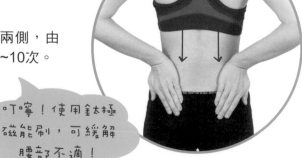

叮嚀！使用鈦極磁能刷，可緩解腰部不適！

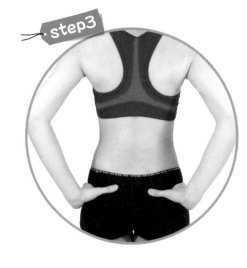

3. 雙手抓住腰部，以大拇指揉壓
膀胱經的八髎穴，約10秒。

step3

step4

4. 以大拇指按壓臀部旁凹陷處的
環跳穴約5秒鐘，重複3次。

注意！按壓穴位時，會出現酸疼刺痛感，但不需特別加強力道，只要在能忍受的範圍即可！

總裁私房健康按

重點穴位：上髎、次髎、中髎、下髎、環跳。

按摩方法：掌心滴入5滴下背部保健精緻油，
於上述穴位掌灸10~15秒。

功　效：可改善月經不順、痛經、小便不
利等問題，並有雕塑腰部曲線的
功效。

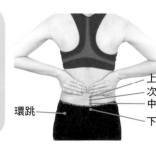

環跳

上髎
次髎
中髎
下髎

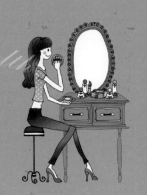

腿部SPA，
讓大象腿OUT！

Environmental protection of human body.

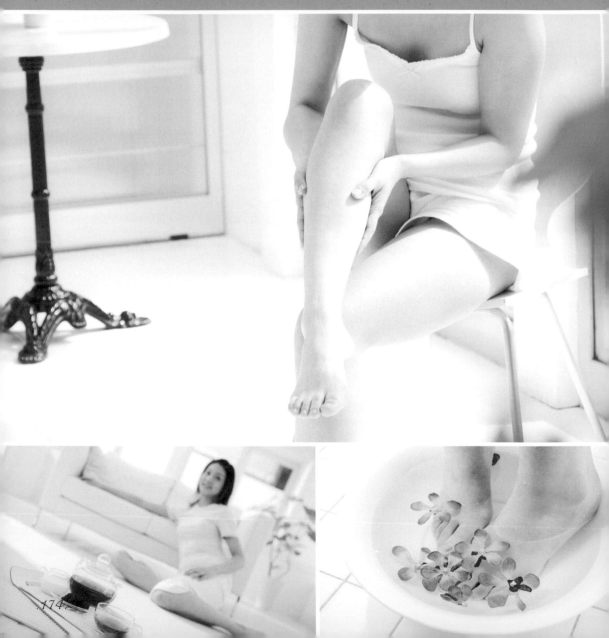

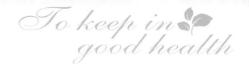
✚ 纖纖細腿，展露迷人下半身

在人體的生命活動中，經絡聯繫臟腑，溝通內外以運行氣血、營養全身、抗禦病邪、保衛機體。由此可知，經絡不通百病生，假使經絡淤堵，將嚴重影響氣血運行和營養傳輸。

腿部共有六條經絡通過，其中又以關乎女孩子氣色、月經週期與生殖功能的脾經、腎經、肝經最為重要。經常按摩可疏通經絡與氣血，調理臟腑機能，改善脾胃機制，使臉色紅潤，排便順暢，並有調節肝腎，改善月經週期，治療失眠、健忘、腰膝痠軟的作用。

所以，每天早晚我都會按摩腿部，以加速末梢血液的循環，幫助體內排出多餘水分，改善水腫、浮肉等問題；此外，還有舒緩、放鬆腿部肌肉，雕塑腿部曲線的功效。若能同時搭配合適的腿部藥油，還具有調理內臟，預防靜脈曲張、關節炎等作用。

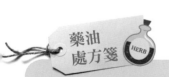

【鈦極腿部調理油】：含有刺五加提取物、桑寄生提取物、五加皮提取物等成分。

【腿部循環精緻油】：含有清風藤提取物、漢方已提取物等成分。

【腿部舒緩精緻油】：含有丹參提取物、白芍提取物等成分。

以藥油推揉雙腿，可促進下肢循環，
美化腿部線條！

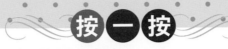

按一按 魔纖腿部SPA按摩

每天早晚，重複**3~5**次 ★ 效果：修飾腿部線條、消除蘿蔔腿

利用「鈦極磁能刷」加強大腿
內外側，可消除贅肉。

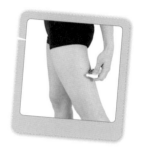

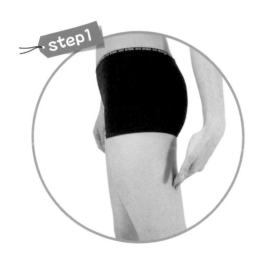

step1

1. 將藥油塗抹在雙腿上，接著用
雙手的4根手指按壓腿後的膀胱
經，並在委中穴、委陽穴、承
山穴等穴位稍作按壓、停留。

step2

2. 先用大拇指在腳踝內側與腳跟
之間用力按壓，接著從腳踝往
大腿方向，以如同擰毛巾的方
式來回往上按摩，雙腳各3次。

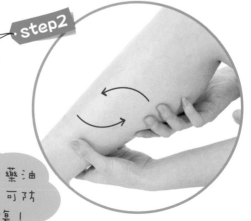

注意！使用藥油
潤滑雙腿，可防
止摩擦受傷！

3. 用4根手指，以畫圓方式按摩腳踝內側下方，並從腳踝依序往上按摩至大腿根部，雙腳各3次。

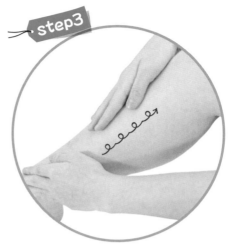

step3

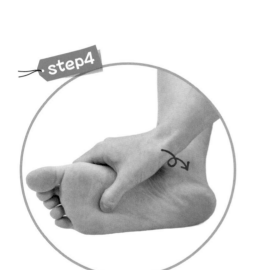

step4

4. 最後，按摩整個腳底反射區，並用大拇指按壓湧泉穴5秒鐘，再畫圓式地按摩腳踝內側下方，雙腳各3次。

總裁私房健康按

重點穴位：解谿、足三里、陰廉。

按摩方法：掌心滴入4~5滴腿部舒緩精緻油，於穴位處掌灸15~20秒。

功　　效：可補脾健胃，增強人體免疫功能，並有消除疲勞、振奮精神、常駐青春的作用。

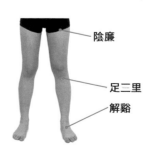

陰廉

足三里

解谿

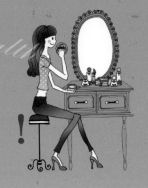

肩頸SPA，美頸纖雙臂！

Environmental protection of human body.

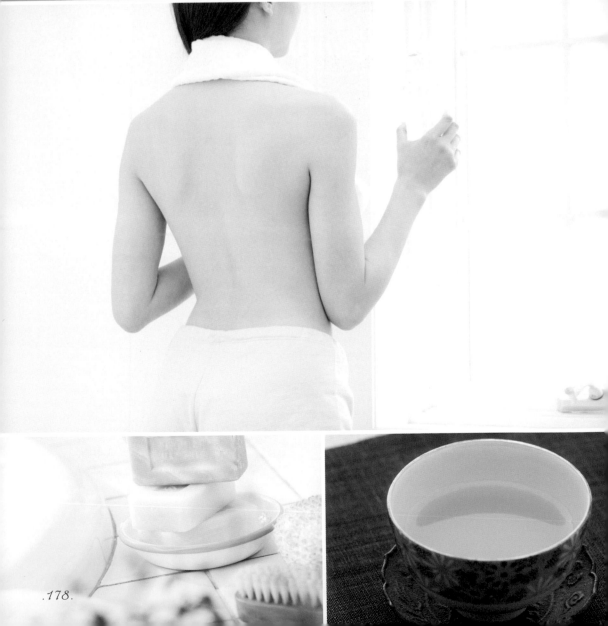

修飾肩臂，讓妳成為背影殺手

　　肩頸位於頭部、胸部與上肢之間，是脊柱椎骨中體積最小、靈活性最大、活動頻率最高、負重較大的部位，一旦肩頸出現不適，將造成頭、頸、臂、手足、前胸等處的疼痛，甚至還會有上肢不適、運動障礙等問題，若是傷及椎動脈與交感神經，則可能出現頭暈、心慌等症狀。

　　而多數人常因長時間使用電腦，或低頭玩手機、平板電腦，讓頸部向前向下過久，導致頸椎的生理曲度變直，故應經常按摩肩頸以放鬆肌肉，有促進血液循環、舒緩壓力、改善肩頸酸痛、緩解疲勞的功效。

　　此外，配合特殊藥油還能幫助氣血循環，使腦部獲得較多含氧血，可改善專注力與記憶力，以提高工作效率，同時還能促進睡眠，預防頸椎症候群以及手臂過勞所產生的肌肉關節問題。

藥油處方箋 HERB

【鈦極背部調理油】：含有小麥胚芽油、松針油、薑油、熟地提取物、丹參油的成分。

【上背部舒壓精緻油】：含有黃耆提取物、羌活提取物、桂枝提取物的成分。

將藥油塗抹肩臂，可通經活絡，改善僵硬疼痛感！

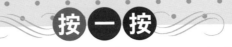

美肩纖臂SPA按摩

每天早晚，重複**4～6**次 ★ 效果：舒緩肩頸僵硬、修飾雙臂線條

藉由「鈦極磁能刷」加強肩頸按摩，可改善僵硬酸痛等不適。

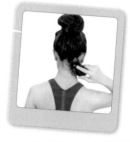

step1

風府　　　風池

1. 將雙手四指沾上藥油，由後腦勺往後頸方向，如畫小圓圈般地按摩至肩膀處，共3次。

注意！請加強點按風池穴與風府穴！

step2

2. 用中指或鈦極磁能刷依序由後往前，一邊慢慢移動，一邊在肩井穴上按摩5秒，若能同時轉動頭部，效果更好，左右各做3次。

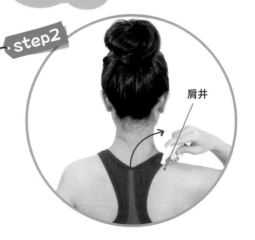

肩井

3. 利用大拇指或鈦極磁能刷，加強按壓腋下極泉穴3秒。

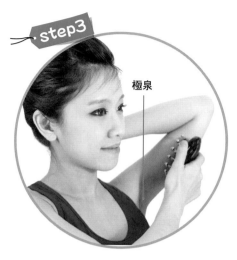

極泉

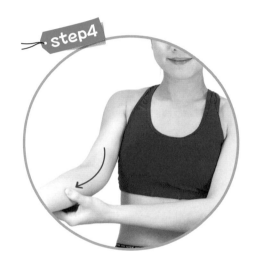

4. 左手拇指置於手臂內側，四指置於手臂外側，將手掌緊貼手臂，由腋下沿著手指方向，輕壓至指尖，共重複5次。

5. 最後，將左手拇指置於手臂外側，四指在手臂內側，手掌一樣緊貼手臂，由腋下沿著手指方向，輕壓至指尖，共重複5次。

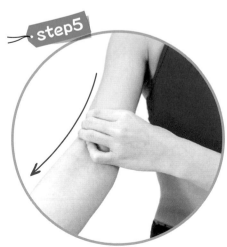

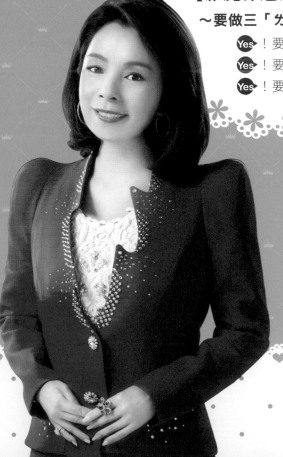

附錄

總裁解惑！女人們最想知道的7大美容QA

【羅麗芬魅力女人語錄】

～要做三「ㄌㄧˋ」女人～

Yes！要有美麗！

Yes！要有能力！

Yes！要有魅力！

網羅兩岸千萬女性的美容煩惱，總裁一次解答！
有以下困擾者，請盡快翻頁！

＊如果你開始有臉色暗沉、細紋滿佈的問題！
＊如果你開始有乳房下垂、肌肉鬆垮的問題！
＊如果你開始冒出痘痘、煩惱痘疤遺留的問題！
＊如果你開始有長粉刺、狂冒紅腫痤瘡的問題！
＊如果你開始有毛孔粗大、膚色不均的問題！

對於美的定義，每個人標準不一，但關於留住青春、維持完美體態的期望，卻是不分地域與國家。尤其頻繁往來兩岸的我，這十幾年聽到、看到的問題，大同小異！因此，我整理出兩岸女性們共同在意的問題來進行解答，希望能帶給讀者們全新啟發！

Q1. 現今工作加班已成常態，有時甚至會忙碌到日夜作息顛倒，導致皮膚越來越暗沉，細紋也逐漸爬上臉，為了改善這種情況，多數人都會盡量補充膠原蛋白來修復，究竟何謂膠原蛋白？我們又該如何攝取呢？

Ans 膠原蛋白（collagen）是非常重要的蛋白質，佔人體的1/3，主要存在於結締組織中的細胞外間質，是細胞與細胞間的支架。而皮膚與血管壁要有彈性、骨骼要能生長、肌腱要有力，就需要膠原蛋白提供支撐細胞的作用，一旦身體缺少膠原蛋白，便會產生皺紋、乳房下垂、肌肉鬆垮、血管易裂、骨骼生長不全等問題。

　　而膠原蛋白的作用還會依其身體所在部位有不同效果，解說如下：

🌹 皮膚

　　皮膚裡的膠原蛋白存在於真皮層中，是纖維母細胞製造出來的纖維狀蛋白質，具有良好支撐力，能讓皮膚看起來更豐潤。而真皮層中，還有另一種彈性纖維（elastin fibers），經拉扯後能迅速縮回，使皮膚保持彈性。

頭髮、指甲

位在真皮層的膠原蛋白就是表層及表皮附屬物的營養供應站，而表皮附屬物主要是指毛髮與指甲，一旦缺乏膠原蛋白，就會導致頭髮乾燥分叉，指甲斷裂且晦暗無光，故足夠的膠原蛋白是維護毛髮生長與指甲健康的重要元素。

胸部

乳房主要是由結締組織和脂肪所構成，若要胸部堅挺，則需結締組織的承托。而在結締組織裡，膠原蛋白常與多糖蛋白相互交織成網狀結構，以使乳房豐滿集中。

骨骼

骨骼生成時，必須先合成足夠的膠原蛋白纖維來構成骨架，而膠原蛋白是骨骼、軟骨中的重要組成成分，其中的有機物約有70％～80％是膠原蛋白，因此膠原蛋白又被稱為「骨骼中的骨骼」。而膠原蛋白就像骨頭中一張充滿密集小洞的網，會牢牢留住即將流失的鈣，一旦缺乏膠原蛋白，便會使骨骼生成不全或造成骨質疏鬆，故應多加注意膠原蛋白的補充。

雖說膠原蛋白的主要作用是連結、支撐身體組織，但皮膚其實含有最多膠原蛋白，再來才是骨骼、軟骨，且內臟與血管中亦有膠原蛋白的成分。然而，隨著年齡漸長，代謝不僅變慢，膠原蛋白的含量也將變少，致使皮膚彈性越來越差，皺紋也逐漸加深。

由於女性的膠原蛋白從18歲便開始流失，到40歲時已不足40％，儘管有人認為吃雞腳、豬腳、雞翅、豬皮等食物可補充膠原蛋白，但事實上，這類食物若烹調不當，有時吃進去的可能只是大量脂肪，如此不但會

加速皮膚老化，還會引發體內出現
衰老症狀與慢性病。

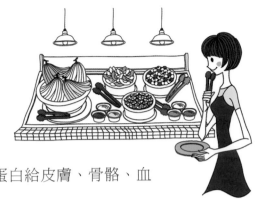

　　而市面上販售的口服膠原蛋白
產品，在經過消化後，會轉變成胺
基酸以及胜肽形式被小腸吸收，進
而傳遞纖維母細胞給肌膚，提醒它
們要合成膠原蛋白，對於補充膠原蛋白給皮膚、骨骼、血
管與內臟具有實質作用。

　　目前最好的膠原蛋白來源是出自於太平洋的深海魚，這些無汙染的
深海魚被科學家稱為「膠原蛋白之精靈」。法國生物多目標研究中心以
「低切酶分解」和「低溫萃取」技術，確保膠原蛋白肽的純度高達98%
以上，運用獨有的單肽、多肽複合技術，把適合肌膚和骨骼吸收的兩種膠
原進行科學組合，以提升膠原蛋白在體內的吸收率。

　　而口服膠原蛋白肽非常適合經常面對電腦的上班族、騎車族、外食
族，還有用餐時間不規律、常吃油膩食物、蔬果攝取量不足、作息不正常
的人，可防止膠原蛋白流失，保持肌膚水嫩健康。

 Q2. 有些人臉上冒出痘痘後，雖然好了，卻留下難看的痘疤，即使試
了很多方法也沒有改善，究竟我們該怎麼預防與治療呢？

Ans 對於痘痘族來說，青春痘與痘疤可說是最惱人的問題。由於青春
痘發炎會破壞表皮結構，而較為嚴重的膿瘡還會影響真皮與皮下
組織，若是處理不當，將產生疤痕、凹洞，甚至是凸起的硬塊，或是糾結
的皺褶，無論是何種形式的痘疤，都會讓臉部皮膚看起來粗糙、無光，膚
色也會因而出現不均勻的色斑。

　　所以，當青春痘造成皮膚發炎時，膠原蛋白便會開始增生重組，我

們應把握這三個月的黃金期來治療，並補給膠原蛋白，提升肌膚的修復能力，以避免痘疤產生。

倘若是已經產生的痘疤組織，可根據皮膚狀況及個人體質，利用鑽石微雕、微晶磨皮等物理方式，或果酸、A酸換膚等化學刺激，來清除皮膚多餘角質層，促使真皮層的膠原蛋白增生，一旦膠原蛋白填滿塌陷的皮膚，痘疤就會消失。不過，這些方式必須找合格的美容專家處理，以免適得其反。

無論是青春痘發炎期或是消除痘疤的術後護理，都需額外補充膠原蛋白，促進皮膚的修補能力，同時也要維持規律的作息、清淡飲食、多喝水與排便正常，以預防痘痘產生。

 大部分的人都是騎機車代步上下班，以致於皮膚長期曝露在空氣中，長久下來，黑頭粉刺越來越多，且頑強地離不開肌膚，究竟要如何把它們從臉上趕走呢？

 粉刺經常會與青春痘、痤瘡混淆，嚴格來說，粉刺是青春痘的前兆，而青春痘又被稱為「痤瘡」，主要是人體皮膚的皮脂腺或毛囊發炎所引起。我們可在某些部位的刺狀丘疹上擠出白色或乳白色碎米樣粉汁，這就是粉刺，一旦粉刺沒有處理好，再加上發炎程度又變嚴重，就會形成惱人的青春痘（痤瘡）。

造成粉刺的原因，絕大多數是毛囊開口過度角化與皮脂分泌較多，導致毛囊堵塞，大致上可區分為白頭與黑頭粉刺。

白頭粉刺沒有對外開口，所以又稱為

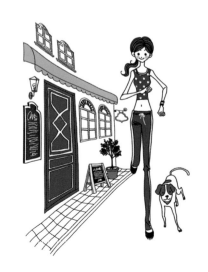

「閉鎖性粉刺」，皮膚表面會看到一顆一顆的小突起，可能是白色或是膚色。黑頭粉刺則因有對外的開口，稱為「開放性粉刺」，其變黑原因是由於皮膚過度分泌的油脂在接觸空氣時產生過氧化現象，通常最容易在鼻頭看到。

若想趕走臉上的「不速之客」，最好的方式是杜絕最初生成的原因，即做好肌膚的基礎清潔，預防臉部油脂與髒汙混合而成的毛囊阻塞，同時也要定期去角質，幫助皮膚新陳代謝。

此外，日常保養品的選擇也相當重要，除了必須配合自己的膚質，也要因應季節來微調，不可不看肌膚所出現的求救訊號而一組保養品用到底，因為不同季節，氣候型態也會有異，皮膚狀況更會隨著外在環境而改變。

當然，美麗應由內到外！除了外在保養品的使用，良好的生活習慣也要培養，意即作息規律、不熬夜、飲食清淡、不吃消夜、不吃油膩或油炸類食物，同時還要擁有良好的排便習慣，每天一定要喝1800~2000c.c.以上的開水，並吃足5~7份以上的蔬果；在心境上，保持每天愉快的心情，避免作息不正常，如此便可杜絕粉刺纏身！

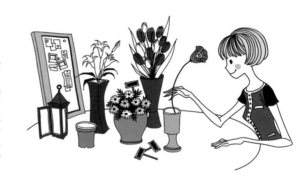

🌹 粉刺、粟丘疹，傻傻分不清楚！？

許多人攬鏡自照，發現眼睛下方、鼻翼兩側有一粒一粒的白色突起物，常會誤認為是粉刺，但其實這種徵狀是我們俗稱脂肪粒的「粟丘疹」，即一種長在皮膚上的白色小疙瘩，約針頭般的大小，外觀看起來像

米粒。其形成原因通常是因皮膚上的小傷口，在修復過程中產生白色小囊腫；也或者是皮膚油脂被角質層覆蓋，不能排到表皮，以致於堆積在皮下而形成的白色顆粒。

雖說粟丘疹經常與汗管瘤混淆，但在一般情況下，汗管瘤比粟丘疹稍微大些，呈乳白色或淡黃色，分布位置也是在眼瞼下方、鼻翼兩側，但有些人則是在頸部、胸部、腰部，甚至是大腿部位，其成因多是小汗腺表皮內的導管分化、畸形發育所形成的痣樣瘤（良性的皮膚腫瘤）。

不管是粟丘疹或汗管瘤，因出現部位多在眼瞼附近，影響外觀視覺，所以很多人會自己動手挑，但我並不建議自行處理，一方面是眼周皮膚脆弱，處理不當反而容易感染，甚至留下疤痕；另一方面，則是自行操作容易刺傷眼睛，相當危險。

平常應做好局部清潔，尤其經常化眼妝的女性，如睫毛膏、眼影等彩妝，一定要用專門的卸妝產品來清潔，假睫毛的黏著劑也要清理乾淨，並選用容易吸收、能促進肌膚新陳代謝的眼霜。此外，清潔之餘也要加強眼周的血液循行，促進老廢物質代謝，故在塗抹眼霜時，也可按摩眼周，以加快循環。

 許多人常有毛孔粗大的問題，認為這是老化的開始，尤其在鼻頭、鼻翼兩側特別明顯，且上妝時也填補不了這些小洞，通常會伴隨著膚色不均的情況出現，究竟該怎麼改善呢？

 鼻頭、鼻翼兩側的確是臉部最容易看到毛孔粗大的部位，不過毛孔粗大不一定是老化才會發生，更不是完全無法解決的問題。欲改善這個情況，首先要找到毛孔擴張的原因，才能對症護理！

🌹 油性肌膚是毛孔粗大的先天因素

皮膚毛孔是我們的排毒管道，假使所有的肌膚代謝物（如老廢角質、油脂、汗液）都從這小小毛細孔排出，再加上自己屬於油性肌膚，油脂分泌旺盛，毛孔當然會被越擠越大！

其中又以臉部的T字部位，即額頭、鼻子最明顯。如果沒有妥善處理，就會擴及到臉頰、下巴，讓膚色看起來更暗沉、泛黃，有些人的毛孔甚至還會有些微泛紅的情形，使膚色看起來更不均勻。

想解決油性肌膚所造成的毛孔粗大，首先要改善分泌旺盛的油脂。這必須從體內開始調理，即配合清淡飲食、不吃高油脂食物、作息規律、不熬夜，以使身體代謝正常。

此外，油性肌膚的臉部清潔尤其重要，因為很多人都會用遮瑕膏去填平毛孔粗大的缺陷，如此一來，毛孔堆積大量的化妝品，再加上油脂分泌，無疑是雪上加霜，而原先單純的粗大毛孔便惡化成青春痘，更是得不償失。

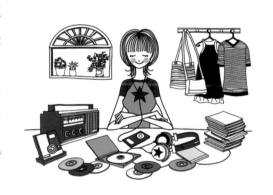

因此，定期進行臉部去角質，選用合適油性肌膚的清潔用品、保養品，做好防曬隔離，避免化濃妝，才是預防之道。

🌹 不當擠壓所造的毛孔粗大

很多人都會用手或青春棒去擠壓粉刺、青春痘，事實上，這種不當的擠壓方式，會造成臉部毛孔粗大，使皮膚出現發炎、紅腫的情形，嚴重者還會留下疤痕。這類擠壓毛孔所造成的粗大，通常大小很不平均，有些毛孔最後還會出現凹陷，變成永久性的凹痕，使臉部看起來更不平滑，即便是化妝也都很難掩飾。

而其解決之道便是避免用手或青春棒之類的物品去處理粉刺，最好請專業美容師、醫師協助。如果臉部如地球表面般凹凸不平，可尋求正規的醫療管道，透過物理或化學性美容技術來處理。

皮膚老化所造成的毛孔粗大

隨著年齡增加，器官機能衰退，新陳代謝緩慢，皮膚膠原蛋白流失，彈力組織也會逐漸萎縮，使得毛孔失去支撐力量，自然而然便慢慢擴大。

因老化所造成的毛孔粗大，是生理上不可逆的發展，但透過適當的調理還是能延緩老化的速度，故適當補充膠原蛋白鈦，定期做臉部SPA，平常多吃含膠質的美容食物，如燕窩、銀耳、山藥等，都是簡單又有效的美容護理方式。

敷清潔型面膜可縮小毛孔！？

現今保養品市場推出的面膜產品琳瑯滿目，功能也各不相同。光是清潔、清除粉刺的面膜就有多種款式，常見的有泥狀、凝膠狀等清洗式面膜，以及剝除式面膜。

許多人認為，油性肌膚容易造成粉刺、青春痘，又會讓毛孔變大，且時常感覺臉部油膩及泛油光，因此像是強調「清潔」的面膜就會成為熱門商品。

但事實上，皮膚有自我代謝的調節機制，只要每天做好卸妝、清潔的動作，臉部的油脂分布就會趨於平衡，若過度清洗或是使用不適合的產品，反而會破壞皮膚的平衡機制，使臉部出油更厲害。

此外，很多人會利用妙鼻貼來拔除鼻頭的黑頭粉刺，但這類剝除式面膜會對皮膚造成傷害。雖然在撕除時，會連帶拔除許多礙眼粉刺，但同時也會讓皮膚受到外力的強烈拉扯，致使表皮細胞損傷。如果經常使用，

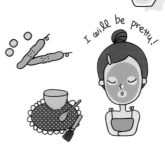

皮膚會變得脆弱敏感，失去應有的保護層，甚至表皮的抵抗力也會降低，更容易受到外來病菌的侵襲。

我建議大家在夏天或是出油較厲害的時候，可以適度使用清潔型面膜，不過一星期不宜超過一次，最好每個月2~3次就好；此外，不管你平常有沒有化妝都一定要徹底卸妝、清潔肌膚，同時選用合適的保養品，以做好控油工作，還給自己一張清爽、乾淨的臉！

 Q5. 定期敷面膜真的能改善臉部問題嗎？而敷完面膜後，需要洗臉嗎？甚至，也聽別人說敷面膜之前要先擦精華液，這是正確的嗎？

 Ans. 面膜可以說是美妝產品No.1，幾乎所有女性都視面膜為解決臉部問題的萬靈丹，不過真的是這樣嗎？

其實，面膜只能當作一種保養形式的加強版，並不能取代每天的基礎保養，更不能解決肌膚問題。因為所有物質要通過角質層並不容易，敷面膜只是促進保養成分進入皮膚，僅能做為提升與輔助。

若遇到季節轉換或時差、時區問題所出現的肌膚缺水、乾燥、出油，雖可利用面膜來立即緩解，但唯有平時就做好清潔、保溼、防曬等基本功，才是保養肌膚的最佳策略。

🌹 面膜功能，挑選有道

市面上的面膜種類多，以功能來說，有美白、保濕、抗老、除皺、清潔等，而以使用方法來說，則有貼片式、膠狀、膏狀、免洗式、泥狀、剝除式等，對於挑選與使用上，是一大學問！

除了一定要選擇適合自己膚質的產品外，我們同時也要搭配季節、氣候的變化來調整，並不是越高價位或廣告打得越兇的產品就一定適合你。

　　在使用面膜前，務必進行膚質過敏測試，這個方法也適用於所有臉部保養、化妝品，其方法為將面膜、保養品塗抹或貼在手腕內側大約5～10分鐘，如果出現紅癢症狀，表示產品中的成分會讓你過敏，由於此處肌膚較少接觸陽光，有如嬰兒皮膚般敏感，所以若出現搔癢、紅腫的現象，表示你對產品中的某些成分過敏，當然就不適合往臉上塗抹了。

　　此外，敷面膜的時間最好不要超過10~15分鐘，因太久會讓皮膚缺氧或過於乾燥，我建議敷完後最好要洗臉，然後再擦上保養品，就算是強調免沖洗的面膜，也在撕開紙膜之後稍微按摩，並以溫水沖洗臉部，再進行日常的保養程序。如果是所謂的晚安凍膜，因多是膠狀的保濕產品，這類面膜則可不用洗，但須留意包裝上的使用說明。

　　至於敷臉前要不要擦精華液？我的答案是「不需要」！因面膜的正確使用流程是清潔→敷臉→清潔→化妝水→精華液→乳液或乳霜，只有在敷臉後塗抹精華液，才能鎖住面膜中的保養成分及水分，以加強功效。

　　另外還要提醒大家，皮膚狀況不佳時，如傷口、過敏、起紅疹，先暫時停止使用面膜，這其實與做臉是一樣的，只有健康的肌膚才能吸收面膜中的保養成分。一般來說，敷面膜一週1~2次就好，可依皮膚狀況輪流使用不同功效的面膜，千萬不要認為多敷幾次最好，因過度使用反而會傷害皮膚。

Q6. 多數人有膚色不均及斑點的煩惱，所以美容師通常會建議使用果酸產品來進行換膚，但這類產品可以自行使用嗎？果酸換膚真的能解決問題嗎？

 Ans 果酸換膚是屬於一種表淺的化學換膚，所謂化學換膚就是將化學剝離製劑塗在皮膚上，以破壞表皮、真皮層，然後產生新的表皮和真皮，因都是使用酸類化學製劑，故普遍稱為「果酸換膚」。

果酸換膚通常用以去除粉刺、痘疤、淡化斑點、消除細紋、改善毛孔粗大、加速青春痘癒合、美白等作用，故使用時應考量個人膚質、體質是否合適。此外，果酸因濃度過高，不宜自己進行，假使沒有專業醫師或美容師處理，皮膚會因果酸作用而使表皮剝離，一不小心便會傷害皮膚結構。另外，使用果酸產品後，防曬工作要做得更徹底，以免皮膚損傷部位因日曬而產生更多斑點。

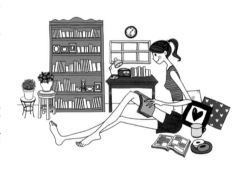

果酸類產品更不宜長時間使用，除了注意日常保濕、防曬工作外，還需增加膠原蛋白的攝取，以加速皮膚的修復。

 Q7. 每當身體疲倦時，許多人會利用SPA放鬆身心，但有時做完身體SPA後反而會更累，這是什麼原因呢？

 Ans 我們的身體經過長時間的工作後，體內會堆積許多毒素、乳酸、代謝物等，或者是中醫所謂的痰飲、水濕、氣結，在透過SPA按摩後，會疏通全身瘀滯不通的經絡與氣血，並加速新陳代謝，而這些囤積體內的廢物、毒素被排出體外後，會產生一系列的好轉反應或稱為瞑眩反應，尤其當阻塞得越厲害或原本就不舒服的身體部位會更明顯，而感覺疲

累其實也反應出平時可能過於勞累、缺乏休息的情形。

🌹 常見SPA按摩後的十大症狀

症狀1：局部發紅，為身體有熱症，
　　　　表示心火過於旺盛。

症狀2：局部發白，白為虛症，表示
　　　　有肺氣虛現象。

症狀3：局部搔癢，為血液循環不
　　　　良，通暢皮膚、微細血管
　　　　後，排出毒素。

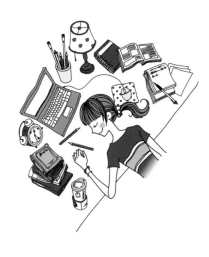

症狀4：局部針刺感，表示長期經絡
　　　　淤塞不通。

症狀5：局部發冷，表示體內有寒氣凝滯，可能有關節炎、風濕等。

症狀6：局部發熱，表示可能有頸椎病、腰椎病、關節炎問題，或關
　　　　節正在修復當中。

症狀7：疲倦嗜睡，表示長期過度勞累，睡眠品質不佳。

症狀8：局部酸軟，表示腎虛、體虛、體內有濕邪。

症狀9：感覺暈眩，表示神經衰弱、內分泌系統能量降低。

症狀10：感覺胸悶，表示心肺氣虛，心氣調節受阻、肝氣鬱結。

Note

Note

Note

Note

活泉好書為您拆解身體疾病未爆彈！
自癒力無限UP！

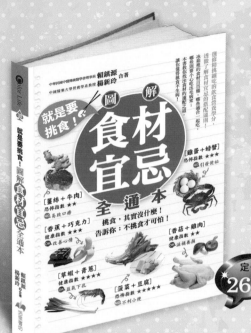

健康IN，病痛FADE OUT
懂得挑食好重要，
飲食宜忌就是要「挑」這本！

《就是要挑食！
圖解食材宜忌全通本》

中華民國中醫傳統醫學會理事長 **賴鎮源**
中國醫藥大學營養學系教授 **楊新玲** 合著

定價 260元

嗶嗶嗶！馬鈴薯族愛注意！
隨手拿起動動本，隨時隨地動一動，
甩掉鮪魚肚，現在就開始「動」！

《上班族的隨身隨手
隨時動動本》

健康管理師 **陳柏儒** 編著

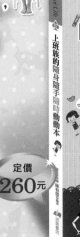

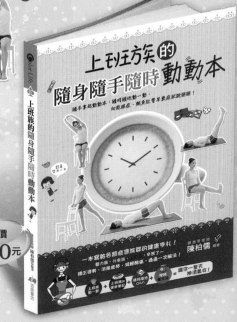

定價 260元

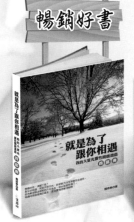
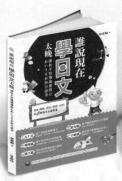
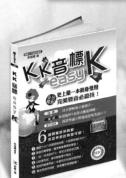
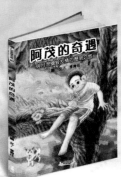

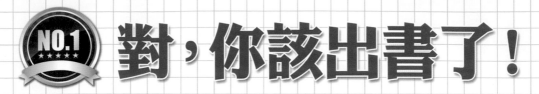
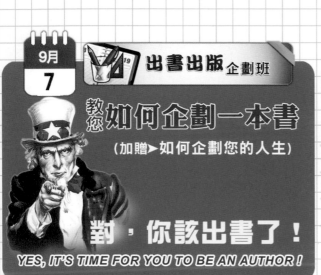
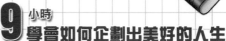
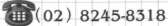

免費 體驗券

持本票券來店即可享有緩神醒腦課程（10分鐘）
+
香精舒肩護理（10分鐘）　價值：1600元

 羅麗芬美容美體連鎖機構
LUO LIH-FEN　LUO LIH FEN INTERNATIONAL BEAUTY CARE LTD.

買一送一優惠券

持本票券享全身12經絡淨化減壓課程（60分鐘）

買一堂送一堂　訂價：2200元

羅麗芬美容美體連鎖機構
LUO LIH-FEN　LUO LIH FEN INTERNATIONAL BEAUTY CARE LTD.

體驗券

宮廷督脈（背部＋臉部）養護課程（120分鐘）

原價：4000元　超值體驗價：1200元

 羅麗芬美容美體連鎖機構
LUO LIH-FEN　LUO LIH FEN INTERNATIONAL BEAUTY CARE LTD.

使用人姓名：＿＿＿＿＿＿＿　使用日期：＿＿＿＿＿＿＿

聯絡地址：＿＿＿＿＿＿＿＿＿＿＿＿＿＿＿＿＿＿＿＿

連絡電話：＿＿＿＿＿＿＿＿　行動電話：＿＿＿＿＿＿

美容師簽名：＿＿＿＿＿＿＿＿＿＿＿

全國分店如下，總公司客服專線0800-356-588

台北旗艦店	02-2778-6275	台北南京店	02-2531-7778	台北慶中店	02-8712-3636
台北內湖店	02-2657-9820	板橋文化店	02-2254-5950	桃園文中店	03-3790-799
桃園藝文店	03-3175-519	桃園中華店	03-3396-929	桃園南崁店	03-3225-537
桃園大竹店	03-3139-838	桃園平鎮店	03-4942-188	桃園埔心店	03-4316-767
中壢新生店	03-4257-878	竹北光明店	03-5557-338	苗栗竹南店	03-7471-149
苗栗頭份店	03-7676-988	台中自由店	04-2213-5900	台中大雅店	04-2568-9597
台南旗艦店	06-2218-866	高雄旗艦店	07-2815-290	高雄梓官店	07-6106-885
高雄楠梓店	07-3647-722	宜蘭羅東店	03-9534-545	花蓮旗艦店	03-8562-180

注意事項

· 本票券須加蓋公司鋼印始有效。

· 本體驗課程採預約制，如欲參加體驗課
　請與以上門市聯繫

· 本票券請妥善保存，若不慎遺失恕不補

· 本票券不得抵用現金。

· 每人每次限用一張，體驗後由本機構收

· 本公司保有調整、變更票券內容之權利

蓋店章處

本票券使用期限至　　年　　月

使用人姓名：＿＿＿＿＿＿＿　使用日期：＿＿＿＿＿＿＿

聯絡地址：＿＿＿＿＿＿＿＿＿＿＿＿＿＿＿＿＿＿＿＿

連絡電話：＿＿＿＿＿＿＿＿　行動電話：＿＿＿＿＿＿

美容師簽名：＿＿＿＿＿＿＿＿＿＿＿

全國分店如下，總公司客服專線0800-356-588

台北旗艦店	02-2778-6275	台北南京店	02-2531-7778	台北慶中店	02-8712-3636
台北內湖店	02-2657-9820	板橋文化店	02-2254-5950	桃園文中店	03-3790-799
桃園藝文店	03-3175-519	桃園中華店	03-3396-929	桃園南崁店	03-3225-537
桃園大竹店	03-3139-838	桃園平鎮店	03-4942-188	桃園埔心店	03-4316-767
中壢新生店	03-4257-878	竹北光明店	03-5557-338	苗栗竹南店	03-7471-149
苗栗頭份店	03-7676-988	台中自由店	04-2213-5900	台中大雅店	04-2568-9597
台南旗艦店	06-2218-866	高雄旗艦店	07-2815-290	高雄梓官店	07-6106-885
高雄楠梓店	07-3647-722	宜蘭羅東店	03-9534-545	花蓮旗艦店	03-8562-180

注意事項

· 本票券須加蓋公司鋼印始有效。

· 本體驗課程採預約制，如欲參加體驗課
　請與以上門市聯繫

· 本票券請妥善保存，若不慎遺失恕不補

· 本票券不得抵用現金。

· 每人每次限用一張，體驗後由本機構收

· 本公司保有調整、變更票券內容之權利

蓋店章處

本票券使用期限至　　年　　月

使用人姓名：＿＿＿＿＿＿＿　使用日期：＿＿＿＿＿＿＿

聯絡地址：＿＿＿＿＿＿＿＿＿＿＿＿＿＿＿＿＿＿＿＿

連絡電話：＿＿＿＿＿＿＿＿　行動電話：＿＿＿＿＿＿

美容師簽名：＿＿＿＿＿＿＿＿＿＿＿

全國分店如下，總公司客服專線0800-356-588

台北旗艦店	02-2778-6275	台北南京店	02-2531-7778	台北慶中店	02-8712-3636
台北內湖店	02-2657-9820	板橋文化店	02-2254-5950	桃園文中店	03-3790-799
桃園藝文店	03-3175-519	桃園中華店	03-3396-929	桃園南崁店	03-3225-537
桃園大竹店	03-3139-838	桃園平鎮店	03-4942-188	桃園埔心店	03-4316-767
中壢新生店	03-4257-878	竹北光明店	03-5557-338	苗栗竹南店	03-7471-149
苗栗頭份店	03-7676-988	台中自由店	04-2213-5900	台中大雅店	04-2568-9597
台南旗艦店	06-2218-866	高雄旗艦店	07-2815-290	高雄梓官店	07-6106-885
高雄楠梓店	07-3647-722	宜蘭羅東店	03-9534-545	花蓮旗艦店	03-8562-180

注意事項

· 本票券須加蓋公司鋼印始有效。

· 本體驗課程採預約制，如欲參加體驗課
　請與以上門市聯繫

· 本票券請妥善保存，若不慎遺失恕不補

· 本票券不得抵用現金。

· 每人每次限用一張，體驗後由本機構收

· 本公司保有調整、變更票券內容之權利

蓋店章處

本票券使用期限至　　年　　月

體驗券

康合瑞麗養生系列居家產品享8折優惠

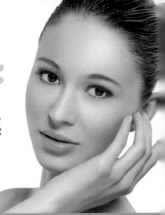

羅麗芬美容美體連鎖機構
LUO LIH-FEN INTERNATIONAL BEAUTY CARE LTD.

體驗券

氣血養生課程（背／腹／腿擇一）（90分鐘）

限抵扣氣血養生課程　訂價：2500元

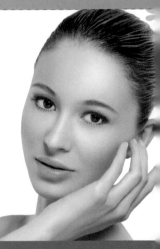

羅麗芬美容美體連鎖機構
LUO LIH FEN INTERNATIONAL BEAUTY CARE LTD.

折價券1000

體驗券

三合一臉部深層調理課程（120分鐘）

限抵扣三合一臉部課程　訂價：3500元

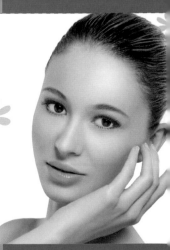

羅麗芬美容美體連鎖機構
LUO LIH-FEN INTERNATIONAL BEAUTY CARE LTD

折價券2000

國家圖書館出版品預行編目資料

凍齡總裁羅麗芬不藏私的四維排毒養生法／羅麗芬 著
初版—新北市中和區：活泉書坊 2013.09
面；公分；—(健康新亮點21)
ISBN 978-986-271-382-2 (平裝)

1. 健康法

411.1   102011519

徵稿、求才

我們是最尊重作者的線上出版集團，竭誠地歡迎各領域的著名作家或有潛
力的新興作者加入我們，共創各類型華文出版品的蓬勃。同時，本集團至
今已結合近百家出版同盟，為因應持續擴展的出版業務，我們極需要親子
教養、健康養生等領域的菁英分子，只要你有自信與熱忱，歡迎加入我們
的出版行列，專兼職均可。

意者請洽：

活泉書坊
地址　新北市中和區中山路2段366巷10號10樓
電話　（02）2248-7896 ext.305 黃小姐
傳真　（02）2248-7758
E-mail ying0952@mail.book4u.com.tw

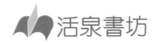

凍齡總裁羅麗芬不藏私的四維排毒養生法

出 版 者■ 活泉書坊

作　　者■ 羅麗芬　　　　文字編輯■ 黃纓婷

總 編 輯■ 歐綾纖　　　　美術設計■ 蔡億盈

郵撥帳號■ 50017206 采舍國際有限公司（郵撥購買，請另付一成郵資）

台灣出版中心■ 新北市中和區中山路2段366巷10號10樓

電話■（02）2248-7896　　　　傳真■（02）2248-7758

物流中心■ 新北市中和區中山路2段366巷10號3樓

電話■（02）8245-8786　　　　傳真■（02）8245-8718

ISBN■ 978-986-271-382-2

出版日期■ 2013年9月

全球華文市場總代理／采舍國際

地址■ 新北市中和區中山路2段366巷10號3樓

電話■（02）8245-8786　　　　傳真■（02）8245-8718

新絲路網路書店

地址■ 新北市中和區中山路2段366巷10號10樓

網址■ www.silkbook.com

電話■（02）8245-9896

傳真■（02）8245-8819

線上總代理 ■ 全球華文聯合出版平台

主題討論區 ■ http://www.silkbook.com/bookclub　　◎ 新絲路讀書會

紙本書平台 ■ http://www.silkbook.com　　　　　　◎ 新絲路網路書店

電子書下載 ■ http://www.book4u.com.tw　　　　　◎ 電子書中心(Acrobat Reader)

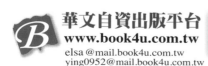

華文自資出版平台
www.book4u.com.tw
elsa@mail.book4u.com.tw
ying0952@mail.book4u.com.tw

全球最大的華文圖書自費出版中心
專業客製化自資出版‧發行通路全國最強！